Nora Kircher • Natursalz-Apotheke

W0336845

Nora Kircher

Natursalz-Apotheke

Heilkräfte des Weißen Goldes

Edition GesundheitsSchmiede

1. Auflage der überarbeiteten Neuausgabe 2009

© 1993, 2009 KulturGut Alte Schmiede, D-37194 Wahlsburg

Vertrieb: Walter Hädecke Verlag, D-71263 Weil der Stadt

Frühere Ausgaben des Buches sind im Verlag Hier & Jetzt und im Smaragd Verlag erschienen. Die vorliegende Auflage ist aktualisiert und erweitert.

Alle Rechte vorbehalten, insbesondere die der Übersetzung, der Übertragung durch Bild- und Tonträger, des Vortrags, der fotomechanischen Wiedergabe, der Speicherung und Verbreitung in Datensystemen und der Fotokopie. Nachdruck, auch auszugsweise, nur mit Genehmigung des Verlages.

Die Ratschläge in diesem Buch wurden von der Autorin und den Herausgebern sorgfältig geprüft, dennoch kann eine Garantie nicht übernommen werden. Alle Informationen ersetzen in keinem Fall den Rat und die Hilfe eines Arztes oder Therapeuten. Eine Haftung der Autorin bzw. der Herausgeber und ihrer Beauftragten für Personen-, Sach- und Vermögensschäden ist ausgeschlossen.

Umschlaggestaltung: Antje Jaruschewski, Oldenburg
Umschlagfotos: www.IStock.com
Satz: Arnold & Domnick, Verlagsproduktion, Leipzig
Printed in EU

ISBN 978-3-7750-0712-2

Inhaltsverzeichnis

Vorwort

In meiner Naturheilpraxis arbeite ich körperlich und energetisch; eine, wie ich meine, gute Verbindung, um Körper, Geist und Seele zu heilen. Vor jeder Behandlung ist für mich zunächst die „schulmedizinische" und „naturheilkundliche" Diagnose wichtig.

Ich habe mehrere tausend Testampullen mit „Heilmitteln" und teste mit *Analytischer Kinesiologie* oder der *Einhandrute* aus, welches das individuell richtige Mittel ist.

Seit ich das „Heilmittel" Salz entdeckt habe, setze ich es bei vielen Patienten im Verhältnis zu anderen Mitteln relativ oft erfolgreich zur körperlichen und zur energetischen Linderung und Heilung ein. Hier einige Beispiele: Bei Erkältungen mit Ohrenschmerzen hilft meistens ein Wärmekissen aus Kochsalz lokal am Ohr. Ein von mir selbst hergestelltes homöopathisches Mittel gebe ich gegen die Erkältung und ein Solebad verordne ich zur Linderung der Muskel- und Gelenkschmerzen. Gegen Nasennebenhöhlenentzündung und Bronchitis helfen Nasentropfen und Inhalationen mit 0,9 %iger Kochsalzlösung.

Die vielseitigen Verwendungsmöglichkeiten des Salzes sind erstaunlich, trotzdem ist es kein Allheilmittel, wie teilweise angepriesen. Jeder Mensch ist ein Individuum mit unterschiedlichen Leiden, die auch unterschiedlich behandelt werden müssen, auch wenn das Leiden des einen dem des anderen Menschen ähnelt. Was für den einen gut ist, muss noch lange nicht für alle gut sein. Leider gibt es immer wieder Dogmatiker, die behaupten, dass mit Salz, vor allem Kristallsalz und Wasser, das ganze Leid der Menschheit heilbar ist. Das wäre wunderbar, kann aber so nicht stimmen.

Es ist wichtig beim Kauf des Kochsalzes auf die Qualität zu achten. Gutes Salz sollte in keiner Küche fehlen und ein paar Salzbrocken auf dem Computer gegen Elektrosmog und im Raum zur Harmonisierung schaden niemandem. Alles andere können Sie ausprobieren. „Hören" Sie auf Ihren Körper und verwenden Sie das Kochsalz außerhalb der Küche nur, wenn es Ihnen guttut. Lernen Sie die unterschiedlichen Kochsalze – von mir auch oft nur als Salz

bezeichnet – in ihrer Vielfalt kennen und Sie werden selbst erkennen, wo und wie sie für Sie und Ihr Umfeld sinnvoll und heilsam sind. Welches Salz Sie wann anwenden, können Sie selbst entscheiden.
Für die Speisezubereitung muss ein sehr teures *Fleur de Sel* keineswegs besser oder gesünder sein, als ein preiswerteres, gutes Kochsalz ohne Zusätze. Vor allem die „Zusätze“ sind es, die Salz zwar „benutzerfreundlicher“ machen, aber beispielsweise Allergikern Probleme bereiten können.
Es gibt zwar geschmackliche Unterschiede der Salze, die vor allem bei purer Verkostung oder auf Butterbrot auffallen, aber in einem gekochten Gericht „untergehen“ können.
Für die Verwendung als Heil- oder energetisches Mittel, worum es hier in diesem Buch hauptsächlich geht, halte ich allerdings die Herkunft und Qualität für sehr wichtig.

Nora Kircher

Allgemeines

Was ist Salz, was ist Kochsalz?

Zum besseren Verständnis vorab ein paar Erläuterungen, die teilweise in einzelnen Kapiteln nochmals angesprochen werden.
Salz ist ein Oberbegriff, der nichts über die genaue Zusammensetzung aussagt. Beispielsweise hat das in der Naturmedizin verwendete Schüßlersalz nichts mit Kochsalz zu tun. Das Schüßlersalz ist ein homöopathisch mit einem Trägermaterial verriebenes Einzelmineral.
Kochsalz besteht aus mindestens 98 % Natriumchlorid. Die meisten Kochsalze enthalten 99 % Natriumchlorid und 1 % andere Mineralien. Natriumchlorid ist eine Verbindung aus Natrium und Chlor.
Korrekt heißt das Salz, welches wir zur **Speisezubereitung** verwenden, also **Natriumchlorid**, **Kochsalz** oder **Halit**. Die chemische Formel von **Na**triumchlorid ist **NaCl**.
Etwa 85 % des Natriumchlorids werden in der Industrie und im Gewerbe (u. a. Konservierung von Lebensmitteln), 12 % als Streusalz und nur 3 % als Speisesalz verwendet.
Verschiedene Salze haben unterschiedliche Sättigungsgrade in Wasser. Dabei spielt die Temperatur nur eine untergeordnete Rolle. Eine Natriumchlorid-Lösung ist bei etwa 26,4 % gesättigt, das heißt, mehr Anteil als 26,4 % Salz löst sich in 20 °C warmem Wasser nicht auf, sondern bleibt als ungelöstes Salz am Boden liegen (genauer: 35,8 g NaCl in 100 ml Wasser bei 20 °C oder 39,1 g NaCl bei 100 °C).
Da beispielsweise das Tote Meer einen hohen Magnesiumgehalt hat, ist die gesättigte Lösung nicht ca. 26,4 %, wie bei Natriumchlorid, sondern höher, nämlich bis zu 33 %. Alles was über diese Sättigung hinaus vorhanden ist, liegt dort am Ufer oder Meeresgrund.
Große Mengen Kochsalz werden durch Eindampfen von Sole hergestellt. Diese Sole wird unter Tage hergestellt und in Rohren nach oben gefördert. Beim Eindampfen bestimmt die Temperatur die Feinheit des Salzes. Bei

100 °C wird es fein und bei 50 bis 70 °C entsteht gröberes Salz. Ein Grund, warum Streusalz preiswerter ist.
„Konventionellem" Kochsalz sind meistens Rieselhilfen und andere Zusätze beigefügt.
Für die ganz Interessierten unter Ihnen: Das spezifische Gewicht von gesättigter Sole beträgt 1,220.

> *Salz ist unter allen Edelsteinen,*
> *die uns die Erde schenkt,*
> *der Kostbarste.*

Salz ist nicht gleich Salz

Bergmännisch abgebautes Salz

Steinsalz

Steinsalz entstand da, wo früher salzige Urmeere waren. Bei der Verschiebung der Erdteile in Urzeiten entstand ein enormer Druck, der das Salz zu „Steinen" formte. Urmeere litten noch nicht unter Umweltverschmutzungen. Die Folge ist, dass Steinsalze rein sind. Durch die Erdverschiebungen entstanden zum Teil Salzhöhlen, auch Salzgrotten, Salzbergwerke oder Salzstollen genannt. Einige können besichtigt werden; ein meistens lohnender Ausflug.
Als Kind war ich mit meinen Eltern und Geschwistern im Salzbergwerk Berchtesgaden. Nach meiner Erinnerung bekam man damals als Schutzkleidung noch einen Zwergenanzug. Heute ist es eine weniger romantische Schutzkleidung. Wir rutschten auf einer Holzbahn in die Tiefe. Wenn Sie einmal dort waren, kennen Sie das. Dieses Erlebnis gehört mit zu meinen ersten Erinnerungen und hat schon damals mein Interesse am Salz geweckt. Wenn es sich einmal ergibt, lassen Sie sich ein solches Erlebnis nicht entgehen. Heute gibt es an viel mehr Stellen in Mitteleuropa Salzbergwerke, die besichtigt werden können. Ich habe schon mehrere natürliche Salzgrotten besichtigt und war jedesmal beeindruckt. Einige Kurorte bieten auch den Aufenthalt in künstlichen oder natürlichen Salzgrotten zur Linderung von Atemwegserkrankungen u. a. an.
Der Abbau findet meistens unter Tage bei „bergmännischen" Bedingungen statt. Die Salzbrocken werden dann zu Salzpulver zermahlen und müssen selten gereinigt werden. Salzvorkommen gibt es nicht nur in den Alpen, sondern auch in anderen Teilen Europas.
Ein Teil der Salzvorräte werden allerdings nicht bergmännisch abgebaut, da das Salz mit Erde durchsetzt ist. In diesem Fall wird Wasser in die Höhle

geleitet und die Sole nach oben befördert. Aus der Sole wird durch Verdunsten des Wassers Salz gewonnen. Die Sole lässt sich vorher gut reinigen.
Leider kann man der Salzverpackung die Herstellungsmethode meistens nicht entnehmen.
Naturbelassenes Steinsalz weist unterschiedliche Farben auf, die mit den Inhaltsstoffen in Zusammenhang stehen. So ist ein eisenhaltiges Salz rosa bis rot.
Steinsalz besteht zu mehr als 98% aus Natrium und Chlorid und ist deshalb als Speisesalz zugelassen.
Besonders schöne Salzbrocken werden schon seit Jahren als Salzlampen und dergleichen angeboten. Seltene Stücke sind dunkelrot, grau oder braun. Sie wären viel zu schade, um sie als Kochsalz in der Küche zu verwenden.

Kristallsalz, Ursalz, Alexandersalz

Kristallsalz aus dem Himalaya ist etwas ganz Besonderes und hat mich sofort begeistert. Einige Anbieter nennen es Ursalz oder Alexandersalz. Die Anbieter des Alexandersalzes beziehen sich dabei auf Alexander den Großen. Sie alle beziehen das Salz aus dem Himalaya, aber aus unterschiedlichen Gegenden. Die Salzqualität ist sehr ähnlich. Es ist als Speisesalz geeignet, da der Natriumchloridgehalt, wie auch beim Steinsalz, mehr als 98% beträgt.
Vor einigen Jahren war ich in Tibet im Himalaya. Ich saß auf einem über fünftausend Meter hohen Berg neben flatternden, buddhistischen Gebetsfahnen und durch die Höhe leicht berauscht von der dünnen, aber frischen Luft. Mein Blick schweifte über ein ungefähr zweitausend Meter tiefer liegendes Tal und über die zum Teil noch höheren Berge der Umgebung. Ich sog diese Eindrücke in mich auf – Eindrücke, die mich für den Rest meines Lebens begleiten und stärken werden. Es gibt Regionen im Himalaya, die besonders energetisch sind und man spürt – vielleicht auf Grund der besonderen Religiosität der dort lebenden Menschen – die Spiritualität dieser Landschaft.
Vor etwa 220 Millionen Jahren trocknete in dieser Erdregion ein Urmeer aus. Das Klima hatte sich verändert. Durch eine spätere, gewaltige tektonische Veränderung der Erde entstand das Himalaya-Massiv. Das Salz wurde mit nach oben geschoben und lagert bis heute in einer Tiefe von 400–600 Metern. Der enorm hohe Druck hat eine gleichmäßige, kristalline, kubische Struktur entstehen lassen. Solche Strukturen sind sehr bioenergetisch, vergleichbar mit Edelsteinen.
Dazu kommt, dass das Kristallsalz, wie andere Steinsalze auch, keinerlei Umweltverschmutzungen ausgeliefert ist. Im Urmeer gab es noch keine Öltan-

ker, die mit ausgelaufenem Erdöl das Wasser verschmutzten – ein Problem, das die Qualität der meisten heutigen Meersalze reduziert.

Der Boden im Himalaya wurde und wird nicht gedüngt und nicht mit Jauche begossen, das Kristallsalz kann also auch davon nichts abbekommen haben – es ist frei von jeglicher Umweltbelastung. Es wird bergmännisch abgebaut und ohne irgendeine weitere Behandlung abgefüllt. Untersuchungen einiger Speziallabore haben die Reinheit und den ganz besonderen Gehalt an Mineralien und Spurenelementen bestätigt. Mit dem Kauf des Kristallsalzes aus dem Himalaya werden gleichzeitig auch die Bergleute in Pakistan und deren Familien in der sehr armen, kargen und unwirtlichen Gegend unterstützt.

Salzvorkommen gibt es natürlich weltweit. Aber kein anderes Salz ist unter solchen Bedingungen entstanden. Wie schon erwähnt, ist Salz aus Meeren und Salzseen umweltbelastet. Salz aus Stollen ist zwar in den meisten Fällen frei von Umweltbelastungen, entstand aber unter anderen Bedingungen, selten unter so großem Druck.

Kristallsalz aus dem Himalaya hat eine lange Reifung hinter sich, ist sehr fest, weist eine besondere geometrische Ordnung auf und enthält viele, vor allem alte, wertvolle bioenergetische Informationen.

Der Gehalt an lebenswichtigen Mineralien und Spurenelementen ist, abgesehen von Natriumchlorid, nur gering, reicht also nicht aus, um beispielsweise Magnesiummangel auszugleichen. Magnesium ist neben weiteren Mineralstoffen im Vergleich zu Kochsalz in großer Menge vorhanden, aber um einen Magnesiummangel auszugleichen, würde man täglich 1 kg Kristallsalz benötigen, eine Menge, die tödlich wäre. Diese Menge kann man nicht aufnehmen, weil man sie erbrechen würde, denn ab einer 3 %igen Sole führt das Soletrinken zum Erbrechen. Hier ist also, wie bei den anderen Mineralstoffen auch, wichtig, dass die bioenergetische Information von Magnesium an den Körper weitergegeben wird. Bekannt für die Wirksamkeit solcher Informationen ist die Wirkung von homöopathischen Mitteln (siehe auch Kapitel „Homöopathisches Komplexmittel“).

Angeboten wird Kristallsalz in kleinen Brocken und als gemahlenes grobes und gemahlenes feines Pulver. Es lohnt sich, zumindest die Brocken und ein Pulver anzuschaffen, denn die Brocken haben eine den Heilsteinen ähnliche energetische Wirkung. Das gemahlene Salz ist in der Küche praktischer, außerdem kann man Salzsäckchen (Beschreibungen im Rezeptteil) daraus herstellen. Die Brocken verändern ihre Oberfläche durch kurzes Befeuchten oder durch Aufnehmen der Luftfeuchtigkeit aus der Umgebung; sie werden dekorativer.

Halit

Halit ist ein Steinsalz, welches unter besonders hohem Druck entstand. Ein Halit erinnert an einen Edelstein, kann mehrere Zentimeter groß sein, ist meistens viereckig, selten achteckig und milchig bis ganz durchsichtig. Halit ist unser Kochsalz, wird aber fast nur „pulverisiert" angeboten. Selten gibt es ganze Halitbrocken. Da Salz wasserlöslich ist, muss der Halitbrocken trocken lagern, was vor allem im Sommer bei hoher Luftfeuchtigkeit wichtig ist. Er löst sich sonst auf, konkret heißt das, er steht in einer Pfütze.
Ich umwickele meinen Halit im Sommer mit einer Kunststofftüte. Schade, denn so dekoriert er nicht meinen Schreibtisch.
Zum Auflösen oder Zerreiben und Verwenden als Kochsalz, wäre ein Halitbrocken viel zu schade, aber als energetisch wirkender Salzbrocken ist er geradezu ideal. Sie können ihn überall da einsetzen, wo in diesem Buch von einem Salzbrocken die Rede ist.

Siedesalz

Salz aus Sole

Aus unterirdischen Salzseen wird eine Sole – eine Salzlösung – gewonnen. Diese Sole wird in großen Pfannen erhitzt (gesiedet) und das kristallisierte Salz abgeschöpft.
Kommt die Sole aus großer Tiefe und wird gar noch handgeschöpft, gehört sie zu den Raritäten, denn der „Ernteaufwand" ist sehr hoch. Größere Mengen werden industriell gewonnen und müssen teilweise noch gereinigt werden.
Viele Kurorte nutzen ihre natürlichen Salzvorkommen aus der Tiefe für „Wellness-Bäder", Inhalationsgrotten und Gradierwerke.
Einige Mineralquellen sind so mineralhaltig, dass aus ihnen durch Verkochen des Wassers ein Salz gewonnen wird, welches dann für Heilzwecke angeboten wird. Diese Orte haben oft eine lange Geschichte als Kurort und sind meistens am Namen als Salz-Kurort zu erkennen (z. B. Bad Salzungen oder Wortverbindungen mit „Hall" wie Bad Reichenhall usw.).
In den Anden Perus gibt es auf 3000 Meter Höhe eine abgelegene Salzquelle, deren Wasser über Terrassen geleitet wird. Dabei verdunstet das Wasser und ein besonders reines Salz, das Inka-Sonnensalz, wird gewonnen.

Salz aus Gewässern

Meersalz

Alle Weltmeere sind mehr oder weniger salzig, denn bei jedem Regen werden Salze aus der Erde geschwemmt und gelangen so ins Meer. Außerdem gibt es in vielen Meeren Vulkane, deren Lava Salz enthält und es gibt salzhaltiges Gestein. Salz ist leicht wasserlöslich. Soviel Salz kann gar nicht abgebaut werden, wie ständig neues entsteht, deshalb wird es für immer ausreichend Salz geben. Das von uns – wie auch immer verwendete – Salz gelangt auf Umwegen ebenfalls wieder in den Wasserkreislauf und Salz verdunstet nicht. Verdunstet Meerwasser, bleibt folglich das Salz im Meer. Der Salzgehalt steigt also stetig an.
Hier ein paar Beispiele für den Salzgehalt einiger Meere:

Atlantischer Ozean: 3,0–3,7 %	Pazifischer Ozean: 3,5 %
Indischer Ozean: 3,4 %	Rotes Meer: 3,7–4,3 %
Nordsee: 3,5 %	Schwarzes Meer: 1,7–1,8 %
Ostsee: 0,4–2,0 %	Totes Meer: 29–33 %

Meersalz zeichnet sich durch einen höheren und natürlichen Jodanteil aus. Im Landesinneren gab es früher kaum Meersalz, die Folge waren Jodmangelerkrankungen der Schilddrüse. Jodmangel führt zur Unterfunktion, zum Kropf und im schlimmsten Fall zur geistigen Behinderung. Heute gibt es deshalb überall Meersalz und extra jodiertes Steinsalz zu kaufen.
Gewonnen wird Meersalz durch natürliche Verdunstung. Meerwasser wird in kleine Seen geleitet, die so aufgereiht sind, dass das immer konzentriertere Salzwasser von einem See zum anderen fließt. Dabei verdunstet das Wasser durch Wärme und Wind. Salzbauern ernten das Meersalz aus diesen sogenannten Salzgärten. Naturgemäß wird Meersalz nur in südlichen, warmen Ländern gewonnen.
Meersalz ist deutlich feuchter als Steinsalz und enthält in der heutigen Zeit leider Schadstoffe als Folge der Umweltsünden, wie beispielsweise Mineralöle, die durch Schiffsunfälle ins Meer gelangen. Gewonnen wird Meersalz aus „sauberen“ Gegenden und wird sicher auch entsprechend kontrolliert. Beim Kauf von Meersalz sollte man auch darauf achten, dass keine Rieselhilfen oder andere Zusätze enthalten sind.

Fleur de Sel

Dieses sehr kostbare und teure Salz, auch Blume des Salzes (Salzblume) genannt, wird per Handarbeit mit Schaufeln vorsichtig von der Salzoberfläche gewonnen, während die Kristalle für das „Meersalz" durch Verdunstung gewonnen werden. Dieser Abschöpfvorgang wird mehrfach wiederholt. Der Gehalt an gesunden Spurenelementen und Mineralien ist höher, denn diese kristallisieren zuerst an der Oberfläche aus.
Die erste Ernte (First Flush) ist die beste und damit auch kostbarste und teuerste. Wenn Sie die Gelegenheit haben, ein paar Gramm der ersten Ernte zu bekommen, sollten Sie damit „energetisch" arbeiten. Mehr dazu später im Kapitel „Salz energetisch nutzen".

Salz aus dem Toten Meer

Der Salzgehalt des Toten Meeres liegt zwischen 29 % und 33 %. Es liegt etwa 400 Meter unter dem durchschnittlichen Meeresspiegel, hat keinen Abfluss zum Meer und ist deshalb genaugenommen ein See. Das Tote Meer wird mit salzfreiem Wasser aus dem See Genezareth über den Fluss Jordan gespeist. Da der Süßwasserverbrauch aber stetig steigt, kommt wenig Süßwasser im Toten Meer an, was zur Folge hat, dass dieses nicht nur durch Verdunstung Wasser verliert, sondern eben auch durch zu wenig Zufluss von salzfreiem Wasser. Die Zusammensetzung des Salzes unterscheidet sich erheblich von anderen Meersalzen: Der Gehalt an Natriumchlorid ist sehr viel geringer als bei anderen Salzen, dafür sind andere Mineralstoffe und Spurenelemente sehr viel höher. So enthält es mit über 40 % ungewöhnlich viel Magnesium. Auch der Anteil von Kalzium, Kalium und Brom ist sehr hoch. Da diese Mineralien Wasser anders – nämlich höher – sättigen, ist die Sättigung des Toten Meeres mit bis zu 33 % deutlich höher als 26,4 %. Das Wasser ist also mit Salz gesättigt und hat zusätzlich kleine „Salzberge" an der Küste, vor allem im südlichen Teil des Toten Meeres. Ich habe mir von vielen Menschen sagen lassen, es schmecke so scheußlich, dass es als Speisesalz ungeeignet sei.
Verwendet wird es vor allem zur äußeren Anwendung. Es hinterlässt einen angenehm öligen Film auf der Haut und lindert viele Hauterkrankungen. Dabei wird es deutlich besser vertragen als andere Salze. Das ist ein Grund, weshalb es als Badesalz in jeder Apotheke und Drogerie angeboten wird. Ein Versuch bei Schuppenflechte, Neurodermitis und anderen Hauterkrankungen lohnt sich also. Viele Betroffene geben an, es würde nicht so heftig auf der Haut brennen wie andere Salze. Auch Gelenk- und Muskelerkrankungen werden durch ein

Bad mit diesem Salz gelindert. Für Kranke ist eine Reise an das Tote Meer ein ganz besonderes Erlebnis; denn das dortige trockene, heiße Klima und die Einflüsse des Meersalzes bewirken, dass Kranke für eine Weile keine oder kaum noch Beschwerden haben.

Ozeansalz, Bambussalz,

Es gibt auch Meersalze, die aus besonderen Küstengebieten kommen. So fand ich beispielsweise bei meiner Recherche ein Salz aus dem Südwesten Indiens. Es stammt aus einer besonders sauberen Bucht des indischen Ozeans und wird folglich Ozeansalz genannt.
Dabei habe ich ein weiteres ungewöhnliches Meersalz aufgestöbert, das sicher für die energetische Arbeit mit Salz spannend ist, denn es wurde von koreanischen, buddhistischen Mönchen genau dafür zubereitet. Es handelt sich hierbei um ein Meersalz, welches ein- bis neunmal in Bambusrohren gebrannt wird. Bambus selbst brennt nicht. Der Gehalt an Mineralien wird mit jedem Brand höher und das Salz salziger. Es wird dabei fein wie Puderzucker. Die Mönche haben Jahrhunderte mit diesem Bambussalz ihre Speisen gesalzen und Kranke energetisch geheilt. Das neunmal gebrannte Salz ist allerdings weniger zur Verfeinerung von Speisen geeignet, wahrscheinlich aber für energetische Arbeit.

Quellwassersalz

Besonders kostbar ist das Salz, welches aus Salzquellen geschöpft wird. Ein gutes Beispiel ist ein Quellsalz aus Portugal. Die Salzquellen liegen unter der Erde und wurden in den 1950er Jahren zufällig bei der (erfolglosen) Suche nach Erdöl und Erdgas entdeckt. Die Sole wird in der Sonne getrocknet und auf diese Weise das Salz gewonnen. Es gehört zu den besten und kostbarsten Salzen der Erde.

Inka Sonnensalz

In der Nähe der etwa 3000 Meter hohen, berühmten peruanischen Inka-Ruinenstadt Machu Pichu gibt es eine salzige Quelle, deren Sole in ein 10 cm tiefes Beckensystem umgeleitet wird. Dort trocknet das Salz in der heißen Sonne wie zu Zeiten der Inka und ist kostbar und sehr rein.

Salzseen, Flusssalz

Auf der Erde gibt es einige große und viele kleine Salzseen. Diejenigen, die im Sommer zu Salzwüsten austrocknen, liegen in abgelegenen, trockenen und sehr heißen Gegenden, die von Touristen selten bereist werden. Andere haben einen sehr hohen Salzgehalt, so dass eine Salzgewinnung möglich ist, sie trocknen aber nicht komplett aus und es leben sogar Fische in ihnen.
Viele Tunesienreisende und Karl May-Liebhaber kennen den Chott el Djerid, den großen Salzsee im Südwesten des Landes. Im Sommer ist er so ausgetrocknet, dass man – steht man auf der Straße, die durchführt – bis ins Unendliche nichts als Salz sieht. Das ist sehr beeindruckend. „Salznachschub“ bekommt dieser See durch die Wasserläufe, die aus den nördlich gelegenen Bergen fließen. Außer Salzkrebsen, den Artemia salina, die das rotfärbende Futter für Flamingos sind, existiert dort kein Lebewesen. Im Sommer ist die Hitze so groß, dass der See weitgehend austrocknet und das Salz von den Ablagerungen gewonnen wird. Nach einer mechanischen Reinigung wird es verwendet. Ähnlich ist es auch bei anderen Salzseen, wobei nicht alle zur Salzwüste vertrocknen.
Knapp 300 km nördlich des kaspischen Meeres liegt der Baskuntschak, ein Salzsee, dessen Salzgehalt bei 30 % liegt und der damit der salzigste See der Welt ist. Mit diesem Salz werden etwa 80 % des russischen Bedarfs gedeckt.
In der chinesischen Provinz Qinghai gibt es den über 3000 Meter hoch gelegenen Qinghai-See. Er ist der größte Salzsee Chinas und für die Tibeter heilig. Sie nennen ihn Tso-Ngombo, Blauer See. Das Salz dieses Sees wird Tibet-Salz oder Mongolisches Salz genannt und gilt als besonders fein. Für Tibeter hat der See auch eine spirituelle Bedeutung. Früher hatte er 108 Zuflüsse, die heilige Zahl der buddhistischen Tibeter. Heute ist ein Teil der Flüsse vertrocknet.
Auch am südlichen Rand der Kalahari-Wüste im Süden Afrikas gibt es Salzseen. Man kann sich gut vorstellen, dass das dort gewonnene Salz ebenfalls etwas Besonderes ist.
In Australien wird ein ganz edles und teures Salz aus dem Murray-River-Basin gewonnen. Der Fluss kommt durch ein heißes, trockenes Gebiet, in dem er durch ein Becken fließt. Durch Verdunstung des Wassers am Rand kristallisiert Salz aus. Die rosa Farbe hat das Murray River Salz von den widerstandkräftigen Roten Algen (Karotinen). In Australien wird es Murray River Flakes genannt. Es wird empfohlen, die Flakes zum Nachsalzen bei Tisch zwischen Daumen und Zeigefinger zu zerreiben.
So gibt es viele Salzseen und Salzvorkommen in der Welt, die ihre eigene spannende Geschichte haben.

Wenn Sie Bilder von Salzseen anschauen, werden Sie imposante Farben erblicken. Diese stammen von Mikroorganismen, die sich als Lebewesen in einigen Salzseen bilden.

Gewürzte Salze

Kräutersalz, Räuchersalze

Es gibt von beinahe jedem Salz eine Mischung mit Kräutern. Entweder sind die Kräuter beigemischt oder, wie neuerdings bei einigen Anbietern, in den Salzkristallen enthalten. Die Kristalle sehen dann grün aus und sind sehr aromatisch.
So gibt es viel Kochsalze mit den unterschiedlichsten Aromen. Leider sind die meisten Salze künstlich aromatisiert. Achten Sie also beim Kaufen genau auf die Inhaltsstoffe. Aufwendig verfeinerte Salze haben eigentlich immer eine Beschreibung an oder auf der Verpackung. Dazu gehören auch geräucherte Salze. So fand ich bei meiner Recherche ein Rauchsalz, hergestellt aus Salz des Toten Meeres, welches 160 Stunden mit Buchenholz geräuchert wurde. Ebenso fand ich ein Wikingersalz, in Norwegen mit Wacholder geräuchert. Beide sind ein absolutes Geschmackserlebnis. Ein Butterbrot, rohes Gemüse, gegrilltes Fleisch oder Eier mit diesem Salz sind einen Versuch Wert.
Hawaiisalz von der Insel Molokai gibt es in zwei Varianten, beide haben natürliche mineralstoffreiche Zusätze wie Vulkanerde, Mineralien und Kohle. Die Vulkanerde färbt das rote Salz und Aktivkohle das schwarze Salz.
Sie haben beide ein mild würziges Aroma und sehen einfach toll aus. Wir suchen zum Essen eins davon aus, füllen eine kleine Menge in einen Mörser und zerreiben die gewünschte Menge frisch. Zwischen den Fingern lässt es sich wunderbar über den Speisen oder einfach auf einem Butterbrot verteilen. Ein schönes Ritual mit leckerem Effekt.

Persisches Blausalz

Die meisten Salze sind farbneutral, rosa oder gelegentlich rot. Aus dem Iran gibt es ein blaues Salz, Persisches Blausalz. Die Farbe entsteht durch Verschiebungen im Kristallgitter des Salzes. Sogar gemahlen enthält es einige blaue Körner. Das sieht lustig aus und es schmeckt sehr fein.

Allgemeines über Salze

Haltbarkeit und Lagerung

Mit Kochsalz kann man konservieren und es verdirbt nicht. Es ist also kein Problem unterschiedliche Salzsorten zu bevorraten. Schlecht wird keines davon, höchstens feucht. Nur die beigemischten Kräuter können nach einer Weile an Geschmack verlieren.
Auf Grund der besonderen Energie einiger vorgestellter Salze und der zahlreichen Inhaltsstoffe, können Sie mit Salz viel mehr machen, als es nur in der Küche zum Salzen von Speisen zu verwenden.
Salz muss trocken lagern, beziehungsweise so verpackt sein, dass es vor Luftfeuchtigkeit geschützt ist.

Was ist Salz und was ist Sole?

Salz ist nicht immer nur das Kochsalz, welches wir in der Küche verwenden. Salze bilden sich durch chemische Verbindungen, wenn der Wasserstoff einer Säure durch ein Metall ersetzt wird. Also auch andere Zusammensetzungen werden „Salz" genannt.
Die Bezeichnung „Kochsalz" bedeutet, dass es gereinigt wurde oder rein ist und mindestens 98 % Natrium und Chlorid (auch Natriumchlorid) enthält. Kochsalz kann aber durchaus Rieselhilfen oder andere Hilfsstoffe enthalten. Außerdem werden teilweise Jod und Fluor zugefügt. Schauen Sie auf die Inhaltsangaben diverser Kochsalzsorten, die im Lebensmittelhandel angeboten werden, und Sie werden staunen.
Die chemische Bezeichnung für Kochsalz ist *Natrium Chloratum*, abgekürzt NaCl.
Die Abkürzung wird in der Medizin häufig verwendet, denn die *Isotone Natriumchloridlösung* kann Leben retten. Iso bedeutet, dass 2 Lösungen gleich sind. Damit ist gemeint, dass die isotone Natriumchloridlösung 0,9 % NaCl

enthält, so wie auch der gesunde Körper. Lebensbedrohlicher Blutverlust durch Verletzungen oder bei Schockzuständen (Blut weicht aus dem Gehirn) kann also kurzfristig mit 0,9 % Natriumchloridlösung aufgefüllt werden. Diese Natriumchloridlösung wird auch von Studierenden in medizinischen Berufen verwendet um Injektionstechniken zu üben. Mit isotoner Kochsalzlösung können auch Akupunkturpunkte angespritzt werden.
Der Begriff Sole bedeutet nichts anderes als Salzlösung, hier Salzwasser.
Das Wort *Sol* wird abgeleitet vom lateinischen *Solutio*, Lösung, und bedeutet, dass es ein Lösungszustand der Kolloide ist. Kolloide sind kleinste Teilchen, die nur noch ultramikroskopisch erkennbar sind.
Tatsächlich kann man mit den bloßen Augen nicht erkennen, ob das Wasser salzig ist oder nicht, da hilft nur die Zunge. Sole aus Kristallsalz hat durch den hohen Eisengehalt eine rosa Einfärbung.

> *Traue keinem,*
> *du habest denn ein Scheffel Salz*
> *mit ihm gegessen.*

Mineralstoffe

Die Hauptbestandteile des Kochsalzes (Speisesalzes) sind die Mineralstoffe Natrium und Chlorid.
Mineralstoffe benötigt der Körper in unterschiedlichen Mengen, so wie sie auch in unterschiedlichen Mengen in der Natur vorhanden sind. Sie werden in zwei Gruppen aufgeteilt. Mineralien sind in größerer Menge lebenswichtig als Spurenelemente, die der Körper, wie das Wort schon sagt, nur in Spuren benötigt. Fehlen Mineralien oder Spurenelemente, kann es zu unspezifischen Erkrankungen kommen. Unspezifisch deshalb, weil sie oft unklare, schwer definierbare Beschwerden machen und keiner „Lehrbuchkrankheit“ zuzuordnen sind.
Mineralien und Spurenelemente steuern den Wasserhaushalt, den Säure-Basenhaushalt, den Stoffwechsel, den Hormonhaushalt und sind Baumaterial für Knochen und Zähne. Nerven und Muskeln benötigen ebenfalls Mineralstoffe, erkennbar beispielsweise an Herzrhythmusstörungen bei Kaliummangel oder Wadenkrämpfen bei Magnesiummangel.
Die meisten Salze enthalten mehr als 98 % Natriumchlorid und sind deshalb als Speisesalz (Kochsalz) zugelassen. Der international geltende *Codex Alimentarius,* eine von der WHO (World Health Organisation) und FAO (Food and

Agricultural Organisation) gegründete Organisation für internationale Lebensmittelstandards zum Schutz der Verbraucher, schreibt dafür einen Mindestgehalt von 98 % Natriumchlorid vor.
Alle anderen Mineralstoffe, vor allem Mineralien, sind nur in geringer Menge im Salz enthalten, gleichen also auch nur minimal einen Mangel aus. Der Gehalt an Spurenelementen ist zwar ebenfalls gering, aber hier benötigt auch der Körper wesentlich weniger.
Meersalz enthält etwa 0,8 % Mineralstoffe, andere aufbereitete Kochsalze enthalten Natriumchlorid und keine weiteren Mineralstoffe, dafür aber Rieselhilfen und dergleichen.
Die oben beschriebenen Salze sind frei von jeglichen chemischen Zusatzstoffen. Außer Natrium und Chlorid sind einige Mineralstoffe enthalten, deren genaue Anteile allerdings Schwankungen unterworfen sind.
Hier als Beispiel das Ergebnis einer Röntgenfluorenzanalyse (Prüfung nach DIN 51001-1) vom 06.03.2002 des Instituts Quantech in Bremen. Für die Untersuchung bekam das Institut einen farblosen Kristallsalzbrocken. Die rötlichen Kristallsalzbrocken haben einen höheren Eisengehalt.

Chlorid: 60,6 %	Calcium: 1400 mg/kg
Natrium: 39,3 %	Ferrum (Eisen): 24,8 mg/kg
Fluor: 82 mg/kg	Brom: 53,0 mg/kg
Kalium: 342 mg/kg	Strontium: 9,6 mg/kg

Andere Institute haben durch spezielle Untersuchungen noch weitere Mineralstoffe entdeckt, die in geringen Spuren enthalten sind.

Akuter Mineralstoffmangel

Zu einem akuten, teilweise sogar lebensbedrohlichen Mangel an Mineralstoffen, vor allem an Natrium und Chlorid, kann es schnell kommen: Durch Erbrechen und Durchfall, starkes Schwitzen und großflächige Verbrennungen – dazu gehört auch ein starker Sonnenbrand.
Übermäßiger Genuss von Abführmitteln oder die Einnahme von Medikamenten zur Entwässerung können ebenfalls zu einem Mineralstoffmangel führen, der aber meistens nicht akut ist.
In allen Fällen hilft nur der sofortige Ausgleich. In schweren Fällen geschieht dies durch einen Arzt per Infusion. In leichten Fällen, und das passiert schon

bei großflächigem Sonnenband oder bei Durchfall mit und ohne Erbrechen, muss viel Wasser mit Natriumchlorid – z. B. einer sehr kleinen Prise Kochsalz – getrunken werden.
Zu erkennen ist der akute Natriumchloridmangel an sehr niedrigem Blutdruck, Orientierungslosigkeit mit Verwirrung, matter Zunge, Schwindel und an Krampfanfällen. Etwas seltener kommt es zum akuten Nierenversagen.
Alle anderen Mineralien, die der Körper verlieren kann, sind zwar im Kochsalz enthalten, aber nicht in ausreichender Menge.

> *Ohne Salz kein Leben.*

Folgen von übermäßigem Kochsalzgenuss

Kein Salz ist gesund, wenn es übermäßig genossen wird. Das gilt natürlich auch für die oben genannten „gesunden" Salze. Auf die richtige Dosierung kommt es also an. Hier genaue Zahlen zu nennen, macht keinen Sinn, denn das ist bei jedem Menschen verschieden, außerdem würde Ihnen das Wissen auch nicht weiter helfen, denn den Salzgehalt von fertigen Lebensmitteln, beispielsweise von Käse, Wurst und Brot, kennen Sie auch nicht.
Bekannt ist allerdings, dass in den deutschsprachigen Ländern die empfohlene tägliche Salzmenge von 5 bis 6 Gramm für Erwachsene um das Vierfache überschritten wird.
Die Folgen dieses übermäßigen Genusses sind unter anderem möglicherweise Bluthochdruck, das erhöhte Risiko, einen Schlaganfall zu erleiden, und Osteoporose.
Ist der Natriumgehalt im Blut zu hoch, sammelt sich Wasser im Körper an, was zu mehr Druck auf die Gefäße führt und den Blutdruck steigert. So jedenfalls steht es in fast jedem entsprechenden Lehrbuch. Untersuchungen haben allerdings gezeigt, dass ein niedriger Salzgenuss den Blutdruck nicht senkt. Vielleicht ist die Erklärung für diese unterschiedlichen Aussagen, dass jeder Mensch anders reagiert. Probieren Sie es selbst aus, aber nicht mit Salzverzicht, denn das führt zu einem ungesunden Mangel.
5 bis 6 Gramm sind etwa ein Teelöffel Kochsalz – wiegen Sie es einfach einmal selbst aus.
Für mich ist der „Gesundheits"-Tipp, täglich Salzsole (wird oft bei Kristallsalz empfohlen) zu trinken, nicht nachvollziehbar. Natriumchlorid ist lebenswichtig und zwar so lebenswichtig, dass es auf die genaue Menge ankommt. Über-

schüssiges kann der Körper nicht einfach ausscheiden, wie das bei den meisten Vitaminen der Fall ist. Ich halte das tägliche Trinken einer zu starken Sole nicht für gesund. Es genügen wenige Tropfen einer gesättigten Salzlösung in einem großen Glas natriumarmen Wasser. Kommt es zu Verdauungsbeschwerden oder unangenehmen Empfindungen, darf die Sole nicht mehr getrunken werden, sie wird entweder gar nicht vertragen oder ist zu salzhaltig. Bluthochdruck-, Herz- und Nierenkranke oder Menschen, die Entwässerungstabletten (Diuretika) einnehmen, sollten keine Sole trinken, ohne vorher mit dem Arzt/der Ärztin darüber gesprochen zu haben.
Dafür ist es gefahrlos und vor allem sehr gesundheitsfördernd, das „normale" Kochsalz in der Küche gegen ein „gesundes" auszutauschen.

> *Sei sparsam im Salzen,*
> *doch nicht im Schmalzen.*

Geschenk

Gerne wird eine Flasche Wein verschenkt, oft auch an Menschen, die gar keinen trinken. Ich kann ein Lied davon singen. Gut, dass wir weintrinkenden Besuch haben.
Wie wäre es, ein ganz besonderes Salz zu verschenken? Wenn Sie Salz für sich kaufen und eine schöne Verpackung entdeckt haben, kaufen Sie doch einfach einen kleinen Geschenkvorrat. Salz bedarf keiner besonderen Lagerung und wird nicht schlecht. Jeder Mensch benötigt Salz, auch jene, die selten kochen.

> *Freundschaft ist*
> *des Lebens Salz.*

Salz energetisch nutzen

Salz testen

Die energetische Wirkung habe ich mit einer Rute, einem Pendel oder kinesiologisch getestet. Mit der Rute „befrage" ich beispielsweise die Kristallsalzbrocken oder den Halit nach ihrer energetischen Wirkung auf das Raumklima und teste die nötige Menge der Brocken, um Elektrosmog verschiedener elektrischer Geräte zu reduzieren. Kinesiologisch oder auch per Einhandrute teste ich am Menschen die Wirksamkeit gegen Erkrankungen.
Die enorme Energie der Kristallstücke ist vergleichbar mit der mancher Edelsteine, oft sogar stärker. Nur der Preis ist nicht vergleichbar, denn die Kristallsalzstücke sind viel preiswerter und, wie ich meine, teilweise sogar dekorativ in der Form.
Salz war nicht immer preiswert. In früheren Zeiten war es, je nach Kultur, heilig, wurde mit Gold aufgewogen und galt als Schutz gegen Hexen und Teufel.

Kristallsalz zum Schutz

In Böhmen und Süddeutschland schützte man sich vor Behexung mit Salzstücken in der Kleidung und in Ostfriesland und Hessen streute man Salz ins Feuer, wenn verdächtige Personen im Haus waren.
In vielen Hochzeitsbräuchen spielen Salz und Brot eine Rolle, so wurde in Baden das Brautpaar mit Salz vor Behexung und bösen Menschen geschützt.
In Bayern wurde zum Schutz vor Unheil der Gäste und des Hauses geweihtes Salz in das Essen gestreut.
Damit das lebenserhaltende Salz und Brot nie ausgehen möge, schenkt man noch heute beides zur Einweihung eines Hauses, einer Wohnung oder nach einem Umzug.

> *Solange ihr habt Salz und Brot*
> *bleibt ferne von euch alle Not.*
>
> *Friedrich Rückert*

Im Vogtland und der Lausitz streute man in eine Sterbestube drei Häufchen Salz, die zusammengefegt wurden und auf einen Gottesacker oder ein Feld kamen, damit der „Tote nicht wiederkehre".
In Schlesien streute man beim Kneten Salz kreuzweise auf den Brotteig, um diesen vor Behexung zu schützen.
In einigen Kulturen wurde ein wenig Salz zum Schutz gegen das Böse in die Schuhe gestreut.
Die zusammenziehende und reinigende Wirkung des Salzes wurde im Mittelalter zur körperlichen Heilung verwendet, indem in Sole gebadet, Sole aufgetragen oder eingeatmet wurde. Mit der energetischen Kraft des Salzes wurden die Krankheiten durch unterschiedliche Rituale, je nach Kultur, vertrieben.
Noch heute gibt es den Brauch, Kindern auf dem Weg zur Taufe Salz mitzugeben und in der katholischen Kirche wird Salz im Sakrament der Taufe verwendet.

> *Salz und Brot*
> *macht Wangen rot.*

Lampen aus Kristallsalz

Mit ein wenig handwerklichem Geschick und geeignetem Werkzeug können Sie eine Lampe selbst herstellen. Diverse Firmen bieten aber auch schöne Lampen an. Sie geben ein romantisches Licht ab, sehen auch ausgeschaltet dekorativ aus und harmonisieren die Umgebung.
Im Sommer, bei hoher Luftfeuchtigkeit und wenn die Lampe ausgeschaltet ist, also keine Wärme abgibt, kann die Lampe allerdings in einer Pfütze stehen. Deshalb beim Kauf oder Herstellen darauf achten, dass sie auf einem Sockel steht.

Harmonisierung eines Raumes

Haben Sie sich schon einmal in einem Raum unwohl gefühlt und konnten gar nicht beschreiben warum? Vielleicht stimmte die Harmonie nicht.
Auch in Räume, in denen Sie sich wohlfühlen, können Sie Kristallbrocken oder Halite legen.
Wählen Sie einige schöne Kristallsalzstücke aus und legen Sie sie in eine Schale oder auf einen Teller. Sie können jetzt mit einer Rute, sofern Sie damit umgehen können, die notwendige Menge und den optimalen Stellplatz erkunden. Die Salzbrocken müssen nicht energetisch gereinigt werden, können aber im Sonnenlicht Energie auftanken.
Die Salzstücke sind Salzkristallampen vorzuziehen, weil sie keinen Elektrosmog ausgleichen müssen und keinen Strom verbrauchen.
Auch ein Teller, gefüllt mit einem besonderen Salz in Pulverform, kann hilfreich sein.

> *Kein Opfer ohne Salz.*

Kristallsalz gegen Elektrosmog

Je nach Größe und der Elektrosmogabstrahlung eines Fernsehgerätes oder Computerbildschirmes genügen 2–3 Brocken Kristallsalz zur Reduzierung des Elektrosmogs. Dafür legen Sie sie oben auf den Bildschirm. Radiowecker strahlen sehr viel stärker, so dass möglicherweise mehrere Kristallbrocken nicht ausreichen. Der Radiowecker gehört in diesem Fall nicht ins Schlafzimmer.

Kristallsalz für Ihr Handy

Schon ein walnussgroßer Kristallsalzbrocken reduziert den Elektrosmog eines Handys. Legen Sie ein entsprechendes Stück neben Ihr Handy in die Tasche. Wenn Sie keine Salzkrümel in der Tasche haben möchten, legen Sie den Brocken in einen kleinen Beutel.

Kristallsalz für Ihr digitales Telefon

Digitale Funktelefone, die heute in vielen Haushalten verwendet werden, strahlen sehr viel Elektrosmog ab, auch wenn nicht damit telefoniert wird. Schaffen Sie sich entweder ein inzwischen rares analoges oder ein schnurloses, strahlungsarmes DECT Telefon an. Drapieren Sie rund um die Station einige Kristallsalzbrocken oder Halite. Möglicherweise ist die „Strahlung“ so stark, dass auch das nicht ausreicht.

Reinigung von energetischen Edelsteinen

Sie können Ihre Edelsteine in Wasser oder im Mondlicht reinigen. Leider scheint der Mond meistens nicht dann, wenn man eine Steinreinigung machen möchte, und unser Wasser aus der Leitung ist nicht wirklich reinigend.
Die energetische Reinigung mit Salz ist geradezu ideal. Dafür legen Sie Ihre Steine in eine Schale, die mit gemahlenem Salz oder besser mit kleinen Brocken gefüllt ist. Ein paar Stunden genügen meistens. Das Salz können Sie viele Male zum Reinigen verwenden. Wenn Sie mit der Rute oder einem Pendel umgehen können, lässt sich der Reinigungserfolg austesten. Auch können Sie damit das geeignete Salz austesten.
Schon die alten Griechen und Römer nutzten Salz und Salzwasser zum Reinigen, für Weihen und Entsühnungen.

Raumreinigung

Energetisch unreine Räume wurden früher in einigen Kulturen mit Salz gereinigt. Warum sollte das nicht auch heute möglich sein? Probieren Sie es einfach aus.
Zur Reinigung wurde Salz verstreut, aufgekehrt und ins Feuer geworfen oder auf einem Feld verstreut. Da Salz aber für Pflanzen nicht gut ist, dürfen Sie das natürlich nicht machen.
Kennen Sie die Geschichten rund um die Schildbürger?

Sie wollten zum Beispiel Licht in einem Sack in einen fensterlosen Raum tragen – sie hatten beim Hausbau die Fenster vergessen. So geschah es auch, dass sie bei einem Salzmangel, bedingt durch einen Krieg, meinten, dass Salz wie Zucker auf dem Acker wachsen würde. Nun, Sie ahnen was passierte, sie säten Salz, und weil sie meinten, damit sogar Handel treiben zu können, ließen sie das Feld von vier Hütern – einer an jeder

Ecke – bewachen. Mit Blasrohren ausgestattet „erschossen" diese jeden Vogel, der ein Salzkorn stibitzen wollte. Tatsächlich fing es an zu grünen – sie ließen den Acker vor Kühen, Pferden, Schafen und Ziegen von noch mehr Hütern beschützen. Aber die Hüter waren auch nur Menschen und schliefen eines Tages ein.
Sie erwachten und trauten ihren Augen nicht – das Vieh weidete auf dem Salzacker. Nicht nur die Salzpflanzen wurden gerade zerstört, auch die Saat, welche die Schildbürger zu Ruhm und Reichtum führen sollte, war in Gefahr. Die Hüter wussten sich nicht zu helfen und holten sich Rat in Schilda. Derjenige, vor dem das Vieh am meisten Angst haben würde, sollte auf einer Hürde, getragen von den Hütern, mit einer Gerte das Vieh vertreiben. Dabei dürfe niemand den Acker betreten. So lautete der Rat. Gesagt, getan, der Schaden wurde abgewendet, das Salzkraut gedieh – dem Unkraut nicht unähnlich. Ein Bürger Schildas kam dem Salzkraut zu nah und sprang vom Acker – es brannte auf seiner Haut – für ihn ein Beweis, dass das Salzkraut bald reif sein würde. Die Menschen der ganzen Stadt, allen voran der Bürgermeister, überzeugten sich und zogen aus, bevor es verwelkte, um das Kraut zu ernten – ein schwieriges Unterfangen – denn es stach und brannte und tat weh. Alle Ernteversuche scheiterten und niemand gab ihnen den Rat, im Winter einfach das Eis hinterm Ofen zu dörren und als Salz zu verwenden.

Kristallsalz gegen Kopfschmerzen

Zur Behandlung legen Sie sich hin und legen einfach einen Brocken Kristallsalz oder eine Halit auf die Stirn. Die Energie kann Schmerzen nehmen, aber auch verstärken. Nehmen Sie bei Verschlimmerung den Brocken wieder von der Stirn.
Wie bei allen Gesundheitstipps hilft diese Anwendung nicht bei jeder Kopfschmerzform und nicht bei jedem Menschen. Machen Sie einfach den Versuch. Sie werden in wenigen Minuten merken, ob die Behandlung lindert oder nicht. Selbstversuche und Versuche von meinen Patienten haben nach 10 bis 15 Minuten Erleichterung gebracht. Mit einem Pendel, einer Rute oder per Kinesiologie lässt sich die Wirksamkeit vorher auch abfragen.

> *Mit Salz und Spaß*
> *muss man's nicht übertreiben.*

Chakraarbeit

Wenn Sie therapeutisch mit Chakren arbeiten, sollten Sie die Wirkung der Kristallbrocken auf die Chakren testen. Hierfür wird ein Brocken auf ein Chakra gelegt und die Wirkung kinesiologisch oder per Rute oder Pendel getestet. Bei negativer Reaktion muss der Brocken sofort wieder entfernt werden.
Versuchen Sie mit unterschiedlichen Salzen zu arbeiten. Sie können dafür die Salze in ein kleines Beutelchen füllen oder direkt auf die Stelle streuen.

Meditationsstein

Wählen Sie einen schönen Halit oder Kristallstalzbrocken aus und benutzen Sie ihn als Meditationsstein. Ob er Ihnen guttut oder nicht, werden Sie schnell selbst feststellen.
Falls Sie beides nicht zur Verfügung haben oder es Ihnen nicht hilft, füllen Sie ein anderes Salz in eine kleine Dose oder in einen Beutel und probieren Sie es damit aus.

Kristallsalz mit Energie aus dem Kosmos

Kristallsalz kann mit Sonnen- und Mondlicht aufgeladen werden. Ich kann mir vorstellen, dass man Kristallsalzbrocken auch mit Sternenkonstellationen aufladen kann. Diese Energie wird nicht für immer im Salz bleiben, aber für eine Meditation am nächsten Tag wird es vielleicht ausreichen. Wenn Sie sich mit Astrologie auskennen, sollten Sie es versuchen.

> *Ihr seid das Salz der Erde,*
> *wo nun das Salz dumm wird;*
> *womit soll man salzen.*
>
> *(Matthäus 5/13)*

Energetisch aufgeladenes Wasser

Wer die Sole nicht trinken kann oder darf, muss nicht auf die Energie des Salzes verzichten. Ein Glas Quellwasser wird mit Haliten oder Kristallsalzbrocken für eine Stunde umstellt und getrunken. Die Energie überträgt sich auch, wenn man das pulverisierte Salz in eine Schale füllt und das Wasserglas darauf stellt. Sie wird dann vom Wasser aufgenommen.
Die Salze können dafür unendlich viele Male verwendet werden, denn sie verlieren ihre Kraft nicht.

Homöopathisches Komplexmittel

Aus hochwertigen Salzen lässt sich ein homöopathisches, hochwirksames Mittel herstellen. Allerdings ist es auf Grund der zahlreichen Inhaltsstoffe des Salzes kein „Einzelmittel", denn diese enthalten nur einen Stoff. Nach den Regeln der Klassischen Homöopathie lässt sich das Mittel nicht einsetzen, weil dafür zu viele Inhaltsstoffe vorhanden sind. Ich teste es in meiner Praxis kinesiologisch oder mit der Einhandrute und staune immer wieder über die zahlreichen Anwendungsmöglichkeiten.
Man kann das Mittel auf energetischen Wegen mit entsprechenden Geräten herstellen oder man „verschüttelt" es nach den alten homöopathischen Regeln.
Für den Hausgebrauch kann ich nur eine niedrige D-Potenz empfehlen, deren Herstellung ich erkläre. Für die Verschüttelung benötigt man

3 saubere 10-ml-Flaschen (Apotheke)
3 Tropfverschlüsse dazu
3 Tropfen gesättigte Salzlösung mit Wasser für Injektionszwecke
Wasser für Injektionszwecke aus der Apotheke (enthält keine Keime)

In die erste Flasche 3 Tropfen gesättigte Lösung geben, mit 30 Tropfen Wasser auffüllen und mehrfach kräftig schütteln. Von dieser Verschüttelung 3 Tropfen entnehmen, den Rest weggießen, mit 30 Tropfen Wasser auffüllen und ebenfalls kräftig schütteln. Von dieser zweiten Verschüttelung wieder 3 Tropfen entnehmen, den Rest wieder weggießen, mit 30 Tropfen Wasser auffüllen und ebenfalls kräftig schütteln. Je öfter dieser Vorgang wiederholt wird, desto wirksamer wird das Mittel, sollte aber ohne den Rat eines Arztes oder eines Heilpraktikers nicht eingenommen werden.

Diese letzte Verschüttelung wird tropfenweise eingenommen. Meistens reicht es, jede Stunde einen Tropfen auf die Zunge zu geben. Ich habe dieses Mittel in meiner Praxis häufig bei Erkältungen als hilfreich getestet und eingesetzt. *Wasser für Injektionszwecke* gibt es in der Apotheke, es ist keimfrei und frei von Mineralien. Ein damit hergestelltes homöopathisches Mittel ist „reiner" und hält länger, denn es ist keimarm. Die Keimzahl in den benutzen 10 ml-Flaschen ist relativ gering. Trotzdem sollten Sie das Mittel entweder mit etwas

> *Die Gesundheit ist wie das Salz:*
> *Man bemerkt nur, wenn es fehlt.*
>
> *Sprichwort*

hochprozentigem Alkohol auffüllen oder besser nach ein paar Tagen neu ansetzen.

Salz im Märchen

Schutzstein für Kinder

Kleine Kinder haben oft Angst vor Gespenstern und bösen Geistern, die sie vom Einschlafen abhalten. Geben Sie Ihrem Kind einen besonders schönen Kristallbrocken mit ins Bett. Erklären Sie, dass dieser Stein es schützen wird. Erzählen Sie eine kleine phantasievolle Geschichte dazu – Sie wissen doch, der Glaube kann Berge versetzen. Vielleicht lesen Sie aber auch einfach meine kleine Geschichte vor:

„Da wo die Walnuss-Elfen leben, gibt es keine Baumgeister. Baumgeister gibt es nämlich eigentlich in vielen Wäldern. Hatte es mit den Nüssen zu tun? Das jedenfalls glaubten die Elfen vieler Generationen und gruben jeden Samen aus, aus dem ein Baum ohne Nüsse wachsen wollte. Die Samen wurden von Vögeln manchmal in den Wald gebracht, denn sie fütterten damit ihre Kinder in den Nestern der Nussbäume. So kam es, dass rund um den Nussbaumwald ein bunter Wald mit Birken und Buchen und vielen anderen Bäumen gedieh. Brachte ein Eichhörnchen mal eine Haselnuss, und vergaß sie im Winter, so hüteten die Elfen die kleine daraus sprießende Pflanze und erfreuten sich später an dem in diesem Wald so seltenen Haselnussstrauch. Doch eines Tages stürmte, regnete und hagelte es, und an einer Stelle in der Waldlichtung – ein Platz an dem die Elfen sich bei Vollmond oft versammelten – wurde die Erde weggespült und zum Vorschein kam ein großer weißer Kristall. Am nächsten Morgen schien die Sonne und vertrieb den schrecklichen Sturm und den Regen und den Hagel und die Elfen rannten zur Lichtung und staunten. Der Kristall war getrocknet und funkelte in der Sonne. Sie waren so begeistert, dass sie niederknieten, in berührten und küssten. Sie sahen sich erstaunt an – hatten sie da etwa Salz geschmeckt? Ein Kristall aus Salz? Oder war es ein Salz aus Kristall? Oder war es Kristallsalz?
Unter ihnen gab es einen Gelehrten, der einen großen Schatz an Wissen in sich trug. Beim Anblick des funkelnden Kristalls fiel im wieder ein, dass sein Urgroßvater ihm – als er so klein war wie du jetzt – erzählt hatte, dass Geister Kristallsalz nicht mögen. Nimm also deinen Geisterschutz-Kristallsalzstein und lege ihn unter dein Kopfkissen. Kein Geist

wird zu dir kommen, denn Kristallsalz schützt nicht nur Walnusselfen in Walnusswäldern, sondern auch kleine Kinder wie dich und große Menschen wie mich."

Die Gänsehirtin am Brunnen

Das Märchen der Brüder Grimm erzählt von einer alten Bauersfrau, die von den Menschen gemieden wurde, denn man sagte ihr nach, sie sei eine Hexe.

Für ihre Gänse trug die Bauersfrau immer das frische Gras als schwere Last auf ihrem Rücken nach Hause. Eines Tages traf sie auf einen jungen Grafen, der seine Hilfe anbot. Sie ließ den verwöhnten jungen Mann nicht nur die für ihn eigentlich zu schwere Last tragen, sie ließ sich, als es bergauf ging, sogar noch von ihm tragen und versprach ihm einen schönen Lohn. Zuhause warteten nicht nur Gänse, sondern auch die Tochter, eine Gänsehirtin, doch der schöne Lohn war ein Büchslein aus einem ganzen Stück Smaragd.
Mit diesem Lohn irrte er durch die Wälder, fand eine Stadt und überreichte der Königin das Smaragdbüchslein. Sie öffnete es, schaute hinein und wurde ohnmächtig.
Später erzählte sie dem jungen Grafen von ihren drei Töchtern. Der König wollte wissen, wie sehr er von seinen Töchtern geliebt wurde und forderte sie auf, einen Vergleich zu nennen. Die älteste verglich ihn mit dem süßestem Zucker und die mittlere mit ihrem schönsten Kleid. Die jüngste und schönste von den Dreien, verglich ihn mit Salz: „Die beste Speise schmeckt mir nicht ohne Salz, darum habe ich den Vater so lieb wie Salz."
Der König wurde zornig: „Wenn du so mich liebst als Salz, so soll deine Liebe auch mit Salz belohnt werden."
Sein Reich teilte er und gab es den beiden älteren Schwestern. Die jüngste aber verbannte er mit einem Sack Salz auf dem Rücken in den Wald. Alle Tränen und alle Bitten der Königin halfen nicht. Die schöne Tochter weinte Perlen auf ihrem Weg.
Bald bereute der König seine Härte und ließ nach ihr suchen. Sie fanden nur die Perlen, nicht aber die schöne Tochter. In dem Smaragdbüchslein befand sich eine dieser Perlen.
Der Graf erzählte von seiner Begegnung mit der Hexe – aber einer schönen Königstocher sei er nicht begegnet. Der Graf, gefolgt von der Königin und dem König, machte sich auf den Weg, um die Hexe zu befragen. Dabei beobachteten sie am Brunnen eine junge Gänsehirtin, die sich eine Haut abstreifte, um sich zu waschen. Im hellen Mondlicht verwandelte sich die Gänsehirtin zu einer Schönheit. Aufgeschreckt durch Geräusche aus dem Gebüsch rannte sie nach Hause und zeigte so den Weg zur der Frau, bei der sie drei Jahre gelebt hatte – der vermeintlichen Hexe.
Natürlich gibt es ein märchenhaftes Ende, denn die Hexe war eine weise Frau, die ihr Haus zu einem prächtigen Palast verwandelte und natürlich bekam der Graf die Königstochter zur Frau.

Natriumchlorid in der Medizin

Natriumchlorid im Körper

Natriumchlorid ist lebenswichtig und im Körper enthalten, für jeden erkennbar am Salzgehalt von Tränen und Schweiß.
Natrium ist außerhalb der Körperzellen im Extrazellulärraum und Träger der osmotischen Eigenschaften, d.h. in den Zellen und im Zellzwischenraum muss der Flüssigkeitsgehalt ausgeglichen sein. Dafür und für die Funktion und Erregbarkeit der Zellen sorgt unter anderem Natrium.
Natriumchlorid wirkt basisch, verändert – äußerlich angewendet – das saure Milieu und hemmt dadurch ein wenig das Wachsen von Keimen.
Natriumchlorid zieht Wasser an, reinigt und fördert die Hautdurchblutung. Blut hat unter anderem die Aufgabe Keime abzubauen. Da, wo mehr Blut ist, wird auch der Abbau verstärkt, ein wichtiger Faktor bei entzündlichen Erkrankungen.

Mengenangaben und Abkürzungen

Jeder Löffel und jede Tasse ist unterschiedlich groß. Bei den meisten Rezepten kommt es nicht auf die genaue Menge an. Wenn Sie aber dennoch eine genaue Menge abmessen möchten, kaufen Sie sich einfach eine Spritze in der Apotheke. Sie haben dann für wenig Geld etwas, womit Sie im Milliliterbereich abmessen können. Die Spritze können Sie selbstverständlich immer wieder benutzen. Hier die Erklärung einiger Abkürzungen:

EL = Esslöffel / TL = Teelöffel / Msp = Messerspitze
2 ml sind etwa soviel, wie in einen Teelöffel passt.
5 ml sind etwa soviel, wie in einen Esslöffel passt.
1 ml sind knapp 30 Tropfen.
1 Tasse sind rund 200 ml Wasser.

Jodmangel

„Wo Licht ist, da ist auch Schatten“, so auch bei Steinsalz – es enthält nur sehr wenig Jod. Für Menschen, die in Küstennähe leben, reicht es aus, denn sie essen in der Regel mehr jodhaltige Meeresfische, nicht aber für diejenigen, die im Landesinneren oder gar in Bergregionen, fernab vom salzigen, jodhaltigen Meer leben.
Jod ist lebensnotwendig, denn es trägt zur Bildung von Schilddrüsenhormonen bei, die an den Funktionen aller Körperzellen beteiligt sind.
Jodmangel bei Schwangeren führt im Extremfall zu geistiger und körperlicher Behinderung (Kretinismus) des Säuglings. Bei Erwachsenen kommt es zum Jodmangelkropf.
Wenn Sie weder Meersalz benutzen, noch Fisch essen, sollten Sie ein- bis zweimal in der Woche eine 100-µg-Jodtablette (Apotheke) einnehmen.
Eine gute und gesunde Möglichkeit, natürliches Jod aufzunehmen ist, ein- bis zweimal in der Woche Algen zu essen. Sie bekommen eine relativ große Auswahl im Naturkostladen und in einigen Reformhäusern. Die meisten Algen werden in Becken gezüchtet und sind weitgehend frei von Schadstoffen. Natürlich können Sie auch einmal wöchentlich Seefisch essen – sofern Sie religiös traditionell denken, sollten Sie freitags Fisch essen, dann ist übrigens die Auswahl in den Geschäften oft reichhaltiger. Leider sind allerdings Fische aus dem Meer, genau wie Meersalz, schadstoffbelastet und über die Fangmethoden gab es in letzter Zeit genug Schlagzeilen in den Medien.

Gradierwerke

Seit Jahrhunderten schon wird das Einatmen von salzhaltiger Luft zur Behandlung chronischer Atemwegserkrankungen eingesetzt.
Die oft weite Reise an die Nordsee, um dort durch die salzhaltige Luft zu gesunden, war den meisten Menschen damals nicht möglich. Aber der Weg zum nächsten Gradierwerk war, zumindest für reichere Kranke, schon eher realisierbar. Die Gradierwerke waren über das ganze Land verteilt und auch heute werden diese in einigen Kurorten im Sommer immer noch zu Therapiezwecken genutzt.
Ursprünglich dienten Gradierwerke dazu, den Salzgehalt von Solequellen zu erhöhen. Dafür wurden z. B. in Italien Schilfrohrgestelle aufgebaut, über die man die Sole rieseln ließ. Dabei verdunstete salzhaltiges Wasser und der Salzgehalt stieg an. In Deutschland verwendete man statt Schilf Schwarzdornäste zum Bau der Rieselgestelle.

Heute werden Gradierwerke nicht mehr zur Salzgewinnung verwendet, sondern zum Inhalieren von salzhaltiger Luft gegen Lungen- und Bronchialerkrankungen. Dafür setzen sich die Kranken direkt an die Gradierwerke und atmen die salzhaltige Luft ein. Diese Gradierwerke stehen im Freien. Wenn Sie nach einem in Ihrer Nähe suchen, geben Sie in Ihrem Computer in eine „Suchmaschine" das Wort „Gradierwerke" ein und Sie werden staunen, wie viele es gibt.

Salz in der Luft und im Wasser

Der Aufenthalt an der Ost- oder Nordsee oder in Salzstollen wird Lungen- und Bronchialkranken schon seit Jahrhunderten verordnet.
Hauterkrankungen werden ebenfalls durch das Salz in der Luft und im Wasser gelindert. Menschen mit *Schuppenflechte* (Psoriasis), *Neurodermitis* und schwerer *Chronischer Polyarthritis* wird häufig der Aufenthalt am Toten Meer empfohlen, denn die Zusammensetzung des Salzes ist dort sehr gut für die äußerliche Anwendung. Dazu kommt noch das gesundheitsfördernde Klima.
In vielen Kurorten Mitteleuropas gibt es Solequellen, entsprechend werden dort Kuren angeboten. Auch im benachbarten Ausland gibt es einige Kurorte, die ganz auf deutschsprachige Touristen eingerichtet sind.

Kristallsalz in der Naturheilkunde

Gesättigte Sole herstellen

Für die Verwendung der Brocken als Kochsalzersatz oder für das Trinken von Sole benötigen Sie eine gesättigte Salzlösung. Das heißt, in 100 ml 20 °C warmem Wasser werden für eine gesättigte Lösung 35,8 Gramm Salz gelöst. Eine weitere Salzmenge löst sich einfach nicht auf. Der Salzgehalt der Sole beträgt dann ungefähr 26,4 %. Diese Sole darf so niemals getrunken werden.
Zu Herstellung ist es am einfachsten, Sie reinigen ein Schraubglas sorgfältig und legen einen Kristallsalzbrocken oder einen Halit hinein und füllen mit sauberem Wasser auf. Die gesättigte Sole ist nach ein paar Stunden ganz automatisch erzeugt. Füllen Sie nach Gebrauch einfach immer wieder Wasser nach, bis sich der Salzbrocken vollständig aufgelöst hat. Mit einem Löffel oder einer Pipette können Sie jede beliebige Solemenge entnehmen.
Noch besser als ein Schraubglas wäre ein *Apothekerglas mit Schliffstopfen*, denn dieser Deckel gibt keine Kunststoffgerüche und dergleichen an die Sole ab.

Salz mit Wasser für Injektionszwecke

Sofern Sie das Salz für empfindliche Schleimhäute oder die Augen anwenden, sollten Sie *Wasser für Injektionszwecke* aus der Apotheke verwenden. Sie können dann sicher sein, dass keine gesundheitsgefährdenden Keime darin enthalten sind. Vor allem beim Inhalieren mit einem pressluftbetriebenen Inhaliergerät ist die Reinheit des Wassers wichtig.
Die heilsamen Mineralien und Spurenelemente sind schließlich im Salz.

1 kleines Glas mit Deckel (Apothekerglas)
1 Brocken Kristallsalz oder Halit
Wasser für Injektionszwecke (Apotheke)

Das Glas zunächst mit kochendem Wasser ausspülen und mit Wasser für Injektionszwecke nachspülen.
Wasser für Injektionszwecke ist frei von Keimen. Sie erhalten es in jeder Apotheke. Am besten Sie kaufen gleich zwei dicke Injektionsnadeln und eine große Spritze dazu. Beide Nadeln stecken Sie in den Gummiverschluss, eine Nadel wird Luft in die Flasche lassen. Auf die andere Nadel kommt die Spritze, mit der Sie dann das Wasser herausziehen können.
Den Salzbrocken sollten Sie mit Hilfe einer sauberen Pinzette in etwas Wasser für Injektionszwecke abspülen, in das Glas legen, mit Wasser für Injektionszwecke auffüllen und verschließen.
Die Lösung ist gesättigt, enthält also 26,4 % Salz, wenn ein Rest des Brockens unaufgelöst im Glas verbleibt. Gegebenenfalls müssen Sie einen zweiten kleinen Brocken Kristallsalz hinzufügen.
Wenn Sie nun Sole entnehmen wollen, sollten Sie dafür eine kleine Spritze (ohne Nadel) aus der Apotheke oder eine Pipette verwenden.
Für Nasentropfen ist eine derart saubere Arbeit nicht unbedingt nötig, aber für die Inhalation und für Augentropfen halte ich es für angebracht. Da sich die so aufbereitete gesättigte Lösung durch die Reinheit des Salzes und des Wassers eine Weile hält, haben Sie jederzeit eine saubere Stammlösung für viele Zwecke zur Verfügung.

Kristallsalz mit Leitungs- oder Quellwasser

Für die Küche oder für die äußere Anwendung oder zum Trinken von Sole genügt die gesättigte Salzlösung mit Leitungswasser.

1 Glas, gefüllt mit Kristallsalz-Brocken
Leitungs- oder Quellwasser

Das Glas einfach mit Wasser auffüllen und verschließen. Das Wasser sollte kaltes Leitungs- oder Quellwasser sein. Vor der Wasserentnahme das Wasser laufen lassen, bis es deutlich kühler wird. Dieses Wasser schmeckt besser als das, welches anfangs aus der Leitung fließt. Im ersten Wasser kann auch Blei enthalten sein, denn viele Armaturen enthalten Blei. Warmes Leitungswasser war unter Umständen zu lange in der Warmwasseraufbereitungsanlage und könnte Keime enthalten.
Nach jeder Entnahme wird das Wasser wieder aufgefüllt. So haben Sie immer etwas gesättigte Kristallsalzlösung von 26,4 % zur Verfügung.
Diese Lösung wird entweder pur oder mit Wasser verdünnt angewendet.

Salz für die Augen

Bindehautentzündung, allergische Reaktionen

Das homöopathische Mittel Euphrasia hilft bei vielen unterschiedlichen Augenerkrankungen, wie beispielsweise Bindehautentzündung, allergischen Reaktionen der Augen, Reizungen des empfindlichen Bindehautsacks. Sollte allerdings innerhalb von einem Tag keine Besserung eintreten, müssen weitere therapeutische Schritte unternommen werden.

Eine 10-ml-Pipettenflasche (Apotheke)
ca. 0,35 ml gesättigte Salzlösung mit Wasser für Injektionszwecke
10 ml Wasser zu Injektionszwecken
1 Globuli Euphrasia D6

Das homöopathische Mittel Euphrasia in der Salzlösung auflösen und einmal kurz schütteln. Diese Augentropfen mehrmals täglich in den Bindehautsack einträufeln.
Die Mengen lassen sich am besten mit einer kleinen Spritze aus der Apotheke abmessen. Diese Augentropfen sollten Sie nur wenige Tage aufbewahren, die Flasche, die Pipetten und die Spritze mit Wasser abspülen und nach dem Trocknen in einem Beutel für das nächste Mal aufbewahren. Augentropfen sollten möglichst sauber, müssen aber nicht steril sein.

Augenspülung

Augenspülungen sind hilfreich, um Fremdkörper zu entfernen oder bei starken allergischen Reaktionen. Mit einer Augenspülung kann man beispielsweise Pollen aus den Augen spülen.

2 ml gesättigte Salzlösung mit Wasser für Injektionszwecke
40 ml Wasser zu Injektionszwecken
50 ml Pipettenflasche

In Apotheken gibt es extra kleine Gefäße zum Ausspülen von Augen. Einfacher ist es aber, das Spülwasser in eine Pipettenflasche zu füllen und mit der Pipette sehr viel davon in die Augen zu träufeln. Taschentücher darunter gehalten, saugen das ablaufende Wasser auf.

Salz gegen müde Augen

3 EL gesättigte Salzlösung
1 Tasse lauwarmes Leitungswasser
1 Gästehandtuch

Die Salzlösung in einer kleinen Schüssel mit dem Wasser vermischen, das Gästehandtuch hineintauchen, auswringen und auf die geschlossenen Augen legen. Dabei hinlegen und die Augen schließen.

Salz für die Ohren

Kristallsalz gegen Ohrenschmerzen

Salzsäckchen lindern Ohrenschmerzen. Einmal hergestellt können sie oft angewendet werden. Nicht nur, dass die Wärme gut tut, auch die erhöhte Durchblutung heilt. Vor allem Kinder spüren, dass ihr Leid ernst genommen wird, und sie werden am Heilungsprozess beteiligt, denn sie müssen sich das Säckchen – am besten im Liegen – an das Ohr halten.

1 kleine Tasse grob gemahlenes Kristallsalz
1 Baumwoll-, Leinen- oder Seidentuch, etwa 40 x 40 cm groß
1 Bindfaden, etwa 20 cm lang

Das Kristallsalz in die Mitte des Tuchs geben, die Ecken hochnehmen, in einer Hand halten und mit der anderen Hand so umgreifen, dass ein kleiner Sack entsteht. Dieser wird dann mit dem Bindfaden verschnürt.
Nebenbei in einem Kochtopf etwas Wasser zum Kochen bringen, mit einem großen Teller abdecken und das Säckchen auf den Teller stellen.
Nach wenigen Minuten ist das Säckchen erwärmt und kommt dann auf das kranke Ohr.
Jedoch Vorsicht: Das Säckchen darf nicht zu heiß sein.

Salz verschütten bringt Unglück.

Salzsocke

1 Tasse gemahlenes Salz
1 große Baumwollsocke

Das Salz in die Socke füllen, wie oben beschrieben erwärmen und auf das kranke Ohr legen. Sie können natürlich auch Socken aus anderem Material verwenden, aber Baumwolle ist am unempfindlichsten.

Kristallsalz und Kamille gegen Ohrenschmerzen

Die Verbindung von Salz und Kamille ist ideal, denn Kamille reduziert zusätzlich die Entzündung und duftet gut – gerade bei Kindern ein wichtiger Faktor.

½ kleine Tasse grob gemahlenes Salz
2–3 EL Kamilleblüten
1 Baumwoll-, Leinen- oder Seidentuch, etwa 40 x 40 cm groß
1 Bindfaden, etwa 20 cm lang

Das Salz und die Kamille in die Mitte des Tuchs schütten, die Ecken hochnehmen, in einer Hand halten und mit der anderen Hand so umgreifen, dass ein kleiner Sack entsteht. Dieser wird dann mit dem Bindfaden verschnürt.
Nebenbei in einem Kochtopf etwas Wasser zum Kochen bringen, mit einem großen Teller abdecken und das Säckchen auf den Teller stellen. Nach wenigen Minuten ist das Säckchen erwärmt und wird dann auf das kranke Ohr gelegt.
Jedoch Vorsicht: Das Säckchen darf nicht zu heiß sein.

Salz gegen Schnupfen

Nasentropfen aus Salz

Akuter und chronischer Schnupfen bei Kindern und Erwachsenen kann mit Kristallsalz gut behandelt werden. Bei chronischem Schnupfen sollte allerdings die Ursache gesucht und behandelt werden. Bei allergischem Schnupfen lindern Nasentropfen die Beschwerden und reinigen die Nasengänge.

Eine 10-ml-Pipettenflasche (Apotheke)
0,5 ml 26 %ige Salzlösung mit Wasser zu Injektionszwecken
8 ml Wasser zu Injektionszwecken

Sole und Wasser in die Pipettenflasche füllen und mehrmals täglich in die Nase träufeln. Da in der Nase Keime sind, darf die Pipette nur von einer Person benutzt werden. Die Flasche und Pipette können, nach dem Abspülen mit kochendem Wasser, bei Bedarf erneut benutzt werden.
Für Nasentropfen ist eigentlich auch Leitungswasser geeignet. Die kranken Nasenschleimhäute sind aber sehr empfindlich und gegebenenfalls sehr empfänglich für Keime im Leitungswasser.

Nasentropfen mit Speiklavendel

Speiklavendel wirkt schleimlösend und ist bei verstopfter Nase sehr hilfreich. Bei starker Verstopfung kann die Tropfenzahl vorsichtig erhöht werden.

Eine 10-ml-Pipettenflasche (Apotheke)
0,5 ml gesättigte Salzlösung mit Wasser zu Injektionszwecken
8 ml Wasser zu Injektionszwecken
2 Tropfen ätherisches Speiklavendel-Öl

Sole, Wasser und Speiklavendel in die Pipettenflasche füllen, kurz schütteln und mehrmals täglich in die Nase träufeln. Da in der Nase Keime sind, darf die Pipette nur von einer Person benutzt werden. Die Flasche und Pipette können, nach dem Abspülen mit kochendem Wasser, bei Bedarf erneut benutzt werden.

Nasentropfen mit Luffa

Luffa ist ein vielseitig einsetzbares homöopathisches Mittel, denn es löst Schleim und hilft bei Fließschnupfen.

Eine 10-ml-Pipettenflasche (Apotheke)
0,5 ml gesättigte Salzlösung mit Wasser zu Injektionszwecken
8 ml Wasser zu Injektionszwecken
1 Globuli Luffa D6

Wasser, Sole und Luffa in die Pipettenflasche füllen und nach dem Auflösen des Globuli kräftig schütteln. Diese Nasentropfen mehrmals täglich in die Nase träufeln. Da in der Nase Keime sind, darf die Pipette nur von einer Person benutzt werden. Die Flasche und Pipette können, nach dem Abspülen mit kochendem Wasser, bei Bedarf erneut benutzt werden. Die Pipette bleibt allerdings sauber, wenn Sie sich ein paar Tropfen auf die Hand träufeln und in die Nase „hochziehen".
Durch das Schütteln wird auch das Kristallsalz wirkungsvoller, deshalb würde ich für diese Nasentropfen kein Leitungswasser verwenden.

Nasentropfen mit Speiseöl

Das Öl hilft bei trockener Nasenschleimhaut, die oft in Verbindung mit „verstopfter" Nase auftritt.

Eine 10-ml-Pipettenflasche (Apotheke)
0,3 ml gesättigte Salzlösung mit Wasser zu Injektionszwecken
1–2 ml gutes kalt gepresstes Speiseöl
5 ml Wasser zu Injektionszwecken
2–3 Tropfen ätherisches Speiklavendel-Öl

Wasser, Sole, Öl und Speiklavendel in die Pipettenflasche füllen und vor jedem Gebrauch kräftig schütteln. Das Nasenöl auf den kleinen Finger träufeln und in den Nasenlöchern verteilen.

Nasenspülung

Nasenspülungen mit Sole gehören zu Yoga und sind eine Reinigungsübung. Aber auch wenn Sie Yoga nicht praktizieren, sollten Sie bei chronischen Erkrankungen der Nasenschleimhäute oder bei allergischem Schnupfen regelmäßig eine Nasenspülung durchführen. Oft genügt die morgendliche Spülung, es spricht aber auch nichts gegen eine häufigere Anwendung. Mit etwas Übung gelingt das leicht und ist sehr wohltuend.

200 ml lauwarmes Wasser
7,0 ml gesättigte Salzlösung mit Leitungswasser
1 Nasenspülkännchen

Das Wasser und die Sole in das Nasenspülkännchen füllen. Bei sehr gereizter Nasenschleimhaut die gesättigte Lösung halbieren. Die Tülle des Kännchens jetzt an ein Nasenloch halten, den Kopf nach vorne beugen und zur Seite neigen, dabei muss die Tülle im „oberen“ Nasenloch stecken. Der Mund muss offen sein und die Atmung muss durch den Mund erfolgen. Wegen der Neigung des Kopfes läuft die Sole aus dem anderen Nasenloch wieder heraus. Der Vorgang wird mit dem anderen Nasenloch wiederholt.
Die Nase wird dann vorsichtig ausgeschneuzt. Die restliche Sole kommt durch Vorbeugen des ganzen Oberkörpers und dabei Zur-Seite-Neigen, heraus.
Ist die Nase verstopft, beginnt man mit der Spülung des freieren Nasenlochs. Das Salzwasser löst den festsitzenden Schleim auf, auch wenn man erst einmal den Eindruck hat, dass kein Durchkommen ist.

Luffa-Nasenspülung

200 ml lauwarmes Wasser oder Wasser für Injektionszwecke
7,0 ml gesättigte Salzlösung mit Wasser zu Injektionszwecken
5 Globuli Luffa D6
1 saubere leere Flasche
1 Nasenspülkännchen

Wasser, Sole und Luffa in eine Flasche füllen und nach dem Auflösen der Globuli kräftig schütteln. Durch das Schütteln wird auch das Kristallsalz homöopathisch verschüttelt, deshalb würde ich für diese Spülung kein Leitungswasser verwenden.
Diese Luffaspülung 1-mal wöchentlich durchführen, wie oben beschrieben.

Salz für Mund und Rachen

Salz-Gurgelwasser

Gegen Halsschmerzen und leichte Mandelentzündungen hilft Gurgeln mit einer Salzlösung.

2–3 EL gesättigte Salzlösung
1 Tasse lauwarmes Wasser

Die gesättigte Lösung in lauwarmes Leitungswasser geben, damit mehrmals täglich gurgeln und den Mund ausspülen. Für jede Anwendung eine neue Lösung herstellen.

Salbei-Salz-Gurgelwasser

Die Kombination Salz und Salbei ist ideal gegen Entzündungen im Mund- und Rachenraum. Dazu zählen vor allem Mandelentzündungen.

2–3 EL gesättigte Salzlösung
1 Tasse kochendes Wasser
1 EL Salbeiblätter (Apotheke)

Die Salbeiblätter mit dem kochenden Wasser übergießen, nach 10 Minuten durchsieben und die Salzlösung hinzufügen. Mit dieser Lösung mindestens mehrfach täglich – je nach Bedarf – gurgeln und den Mund ausspülen. Natürlich muss die Lösung jedesmal neu hergestellt werden.

Salbei-Kamille-Salz-Gurgelwasser

Die Kombination von Salz, Kamille und Salbei wirkt noch besser gegen Entzündungen im Mund- und Rachenraum.

2–3 EL gesättigte Salzlösung, 1 Tasse Wasser
1 TL Salbeiblätter (Apotheke)
1 TL Kamilleblüten (Apotheke)

Die Salbeiblätter und die Kamilleblüten mit der Tasse kochendem Wasser übergießen, nach 10 Minuten durchsieben und das Salz hinzufügen. Mit dieser Lösung mehrfach – je nach bedarf – täglich gurgeln und den Mund ausspülen. Die Lösung für jede Behandlung neu herstellen.

Salzbonbons gegen Halsschmerzen

Auch hier gilt, wie beim Trinken von Sole, dass diese Bonbons von Nieren-, Herz- und Bluthochdruckkranken nicht oder nur in kleiner Menge gelutscht werden dürfen.

Sie benötigen einen kleinen Kochtopf ohne Deckel, einen Schneebesen, einen Kochlöffel oder Pfannenheber (möglichst aus Holz), etwa 40 cm Backpapier auf einem kleineren Holzbrett, 2 Messer und 1 trockenes Glas mit Deckel für die fertigen Bonbons.

100 g Agavendicksaft
1 leicht gehäufter TL (4–6 g) Salz, gemahlen
1 gestrichener TL Weinsteinbackpulver (Bioladen, Reformhaus)
1 EL Mais- oder Kartoffelstärke

Agavendicksaft und Salz im offenen Topf knapp 5 Minuten bei mittlerer Hitze kochen, damit das Wasser verdunsten kann, vom Herd nehmen und diesen ausschalten.
Das Weinsteinbackpulver mit einem Schneebesen unterrühren.
Mit einem Pfannenheber oder Kochlöffel aus Holz rühren, bis die Masse etwas abgekühlt ist.
Die Masse auf ein Backpapier gießen und mit einem Kochlöffel oder Pfannenheber den Topf leeren. Vorsicht, die Masse ist sehr heiß.
Damit die Ränder nicht hart werden, mit einem Messer die Masse von außen nach innen streichen, bis sie soweit abgekühlt ist, dass sie sich anfassen lässt. Mit dem zweiten Messer das erste Messer gelegentlich von der Masse befreien.
Die Masse vom Papier „pulen", in die Hände nehmen, auseinander ziehen, zusammenfalten, auseinanderziehen, zusammenfalten usw., bis die Masse zäh und lauwarm wird.
Eine „Wurst" ziehen oder rollen und diese, bevor sie ganz kalt ist, mit einer Schere in kleine Stücke schneiden.
Die erkalteten, geschnittenen Stücke in ein Glas füllen, etwas Maisstärke als Trennmittel dazugeben, das Glas verschließen und schütteln, denn das Trennmittel muss sich gut verteilen.
Da die so hergestellten Bonbons den Tagesbedarf an Salz decken, dürfen davon nur wenige pro Tag gelutscht werden.

Salz-Ölziehkur

Die Ölziehkur kommt aus der indischen Ayurveda-Medizin und entgiftet den Körper. Sie kräftigt außerdem das Zahnfleisch und wird normalerweise ohne Salz durchgeführt. Da aber Natriumchlorid (Salz) das Milieu im Mund alkalisch (basisch) macht und das ein schlechter Nährboden für Bakterien ist, ist eine Ölziehkur mit Salz sinnvoll, denn wer möchte schon Bakterien im Mund haben. Das Öl entgiftet, stärkt und reinigt das Zahnfleisch. Eine Ölziehkur ersetzt natürlich nicht die gründliche Pflege mit einer Zahnbürste und einer guten Zahncreme. Vielmehr putzt man die Zähne nach der Ölziehkur.

1 sauberes Marmeladenglas
1 TL Salz
200 ml Sonnenblumen- oder Sesamöl

Das Öl in einem Topf etwas erwärmen, das Kristallsalz darin auflösen, in ein sauberes Glas füllen und nach dem Erkalten das Glas verschließen.
Jeden Morgen, vor dem Zähneputzen oder Trinken, einen Esslöffel in den Mund nehmen, „kauen", bis der Geschmack nach wenigen Minuten unerträglich wird, und ausspucken.

Zahncreme-Ersatz

Das Salz wirkt wie ein Putzkörper und hemmt die Bakterienbildung.

1 Msp fein gemahlenes Salz

Das Salz auf die Zahnbürste streuen und die Zähne wie gewohnt putzen und ausspülen. Sie werden staunen, wie gut das geht.
Dieser Zahncreme-Ersatz ist auch für Kinder gut, denn sie schlucken gerne gut schmeckende Zahncreme, was in Einzelfällen zu Verstopfung führen kann. Salz schlucken sie nicht. Ganz kleine Kinder schaffen das allerdings noch nicht.

Salz-Zahncreme

Zahncreme mit wenig Zusatzstoffen z. B. Lavera neutral (Bioladen)
fein gemahlenes Salz

Zuerst eine Prise Salz auf die Zahnbürste streuen, dann die Zahncreme dazugeben und mit dieser „Mischung" die Zähne wie gewohnt putzen.

Kristallsalzlösung statt Zahncreme

½ Glas gesättigte Salzlösung
½ Glas Leitungswasser
1 leeres Glas mit Deckel

Wasser und Salzlösung in das Glas füllen und zum Zähneputzen die Bürste eintauchen. Diese Methode ist gut für empfindliches Zahnfleisch, denn die Lösung enthält keine die Schleimhaut reizenden Putzkörper.

Salzlösung zur Mundspülung

1 EL gesättigte Salzlösung, 2 EL Wasser

Beides in ein Glas füllen und nach dem Zähneputzen mit „normaler" Zahncreme die Salzlösung in den Mund nehmen, dort mit Kaubewegungen verteilen und wieder ausspucken. Den Mund mit Wasser nachspülen.

Mundspülung für Kinder

1 kleines Glas Wasser, 1 EL gesättigte Salzlösung

Nach jedem Zähneputzen den Mund mit dieser Sole ausspülen. Da Kinder beim Gurgeln und Mundspülen häufig versehentlich schlucken, darf die Salzkonzentration nicht zu hoch sein.

Salz gegen Lippenherpes

Salzlösung auftragen

1 TL gesättigte Salzlösung

Die Sole möglichst mit einem kleinen Pinsel oder mit den Fingern mehrmals täglich auf die Bläschen auftragen. Vorsicht bei kleinen Kindern, denn die Kristallsalzlösung brennt, wenn die Bläschen offen sind.

Je früher die Behandlung einsetzt, desto schneller ist die Heilung. Bei den meisten Menschen ist der Lippenherpes ein Vorbote für Erkältungen. Eine gleichzeitige Abwehrsteigerung ist sinnvoll. Baden Sie im Salz, möglicherweise hilft das schon.

Melissensole

1 leerer Teebeutel aus Papier
2 EL feine Melissenblätter
1 Tasse gesättigte Salzlösung

Die Melissenblätter in den Teebeutel einfüllen, in eine Tasse legen und mit kochender, gesättigter Salzlösung bedecken. Nach 10 Minuten den Beutel herausnehmen und für 15 Minuten auf die erkrankte Stelle legen. Dieser Vorgang muss mehrmals täglich wiederholt werden, dafür muss aber der Beutel nicht erneuert werden, es sei denn, die Bläschen sind offen und nässen.

Kristallsalz-Heilerde

1 TL gesättigte Salzlösung
2 TL Heilerde

Aus beiden Zutaten eine Paste rühren, mit einem Finger mehrmals täglich auf die Herpesstelle auftragen. Nach etwa 5–10 Minuten wird die Paste trocknen und abbröseln. Die Behandlung kann mehrmals täglich erfolgen. Damit die überschüssige Paste nicht austrocknet, mit einer Küchenfolie abdecken.

Kristallsalz für die Atemwege

Isotone Kristallsalzlösung inhalieren

Elektrische Inhaliergeräte verdampfen den eingefüllten Inhalt ohne Erwärmung. Eingeatmet wird also feuchte Luft mit aufgelöstem Salz. Dafür gibt es extra Ampullen mit 0,9 % Natriumchloridlösung aus der Apotheke. Mit

Wasser für Injektionszwecke und Salz können Sie sich aber die Inhalierlösung selbst herstellen.
Durch die Behandlung werden die Schleimhäute zur Selbstreinigung angeregt.

! **Vorsicht,** es kann zu einer Verengung der Atemwege mit akuter Atemnot kommen. In diesem Fall muss die Behandlung sofort abgebrochen werden.

10 ml Wasser zu Injektionszwecken
0,35 ml gesättigte Salzlösung mit Wasser zu Injektionszwecken

Bei Bedarf 3–4 mal täglich je 5 ml inhalieren. Die Anwendung dauert etwa 10–15 Minuten.
Die Salzkonzentration sollte etwa 0,9 % betragen, messen Sie die Menge der Flüssigkeiten am besten mit einer Spritze ab.

Hypertone Salzlösung inhalieren

Bei starken Entzündungen der Atemwege kann es sinnvoll sein, die Salzkonzentration zu erhöhen.

! **Vorsicht,** es kann zu einer Verengung mit akuter Atemnot kommen. In diesem Fall muss die Behandlung sofort abgebrochen werden.

9 ml Wasser zu Injektionszwecken
1 ml gesättigte Kristallsalzlösung mit Wasser zu Injektionszwecken

Bei Bedarf 3–4 x täglich je 5 ml inhalieren. Die Anwendung dauert etwa 10–15 Minuten.

Tassen-Inhalation mit Kristallsalz

1 Tasse gesättigte Salzlösung mit Leitungswasser

Die Salzlösung aufkochen, in eine Tasse füllen, direkt unter die Nase halten und atmen. Diese Salzlösung kann mehrmals täglich erwärmt und angewendet werden. Nach jeder Anwendung etwas Wasser auffüllen.

Tassen-Inhalation mit Kamille

Kamille hemmt Entzündungen der Schleimhaut in den oberen Atemwegen. Kamille wirkt mild und ist auch für Kinder geeignet.

1 Tasse gesättigte Salzlösung mit Leitungswasser
1 TL Kamille

Die Kristallsalzlösung aufkochen, die Kamillenblüten in einer Tasse damit übergießen, direkt unter die Nase halten und atmen.
Doch Vorsicht, denn viele Menschen reagieren allergisch auf Kamille. In diesem Fall die Behandlung sofort abbrechen.

Tassen-Inhalation mit Speiklavendel

Statt Speiklavendel eignet sich auch Eukalyptusöl. Beide wirken schleimlösend und sind für Kinder geeignet. Bei kleinen Kindern die Tropfenzahl reduzieren.

1 Tasse gesättigte Salzlösung mit Leitungswasser
3 Tropfen ätherisches Speiklavendel-Öl

Die Salzlösung aufkochen, in eine Tasse gießen, Speiklavendel dazu tropfen, direkt unter die Nase halten und atmen. Mit den Händen können Sie zusätzlich einen Trichter bilden, um die Wirkung zu verstärken.

Tassen-Inhalation mit Thymian

Thymian wirkt stark schleimlösend und ist für Kinder zu scharf.

1 Tasse gesättigte Salzlösung mit Leitungswasser
1 Tropfen ätherisches Thymianöl

Die Salzlösung aufkochen, in eine Tasse gießen, Thymianöl dazu träufeln, direkt unter die Nase halten und atmen. Mit den Händen können Sie zusätzlich einen Trichter bilden, um die Wirkung zu verstärken.

Starkes Erkältungsdampfbad

Für Kinder ist diese Mischung nur ohne Thymian geeignet.

1 Liter Leitungswasser
1 Tasse Kamillenblüten
2 Tassen gesättigte Salzlösung
1 Tropfen ätherisches Thymianöl
2 Tropfen ätherisches Speiklavendelöl

Das Wasser aufkochen, die Kamille unterrühren und das Wasser bei niedrigster Stufe auf dem Herd warm halten. Nach 5 Minuten durch ein Sieb in eine Schüssel gießen, das Salz und die ätherischen Öle zufügen. Würden die Kamilleblüten in der Schüssel bleiben, könnte das ätherische Öl nicht entweichen. Den Kopf 10 bis 15 Minuten über die dampfende Schüssel halten und mit einem großen Handtuch abdecken. Danach unbedingt noch eine Weile ruhen.

Erkältungswickel mit Salzwasser

1 Liter warmes Leitungswasser
2 Tassen gesättigte Salzlösung
1 Bettlaken
1 Plastikfolie (aufgeschnittener großer Müllsack)

Das warme Wasser mit der gesättigten Lösung in einer Schüssel mischen, das Bettlaken eintauchen, etwas auswringen und um den Körper wickeln. Umwickelt mit 2 Handtüchern für eine Stunde in ein warmes Bett legen. Die Folie zum Schutz vor Feuchtigkeit auf die Matratze legen. Die Bettdecke wird nicht so schnell nass werden, denn Wasser läuft bekanntlich nach unten.

Erkältungsbad für Erwachsene

500 g grobgemahlenes Salz
20 Tropfen ätherisches Speiklavendelöl
15 Tropfen ätherisches Latschenkieferöl
5 Tropfen ätherisches Thymianöl
1 Eierbecher gutes kalt gepresstes Speiseöl

Zunächst etwas heißes Wasser in die Wanne füllen und das Salz einfüllen. Nach dem Auflösen die Wanne mit Wasser füllen, die ätherischen Öle und das Speisöl einfüllen und darin baden. Nach dem Bad in ein Handtuch wickeln und eine Stunde in einem warmen Bett ruhen.

Erkältungsbad für Kinder

! **Vorsicht:** Das Öl macht die Badewanne glitschig, Kinder rutschen ganz leicht aus und können sich verletzen. Bitte bleiben Sie während der ganzen Badedauer direkt bei Ihrem Kind. Vor allem kleine Kinder dürfen keine Sekunde alleine sein.

250 g grobgemahlenes Salz
10 Tropfen ätherisches Speiklavendelöl
10 Tropfen ätherisches Latschenkieferöl
1/2 Eierbecher gutes kalt gepresstes Speiseöl

Zunächst etwas heißes Wasser in die Wanne füllen und das Salz darin auflösen. Danach die Wanne mit Wasser füllen, die ätherischen Öle und das Speisöl einfüllen und darin baden. Nach dem Bad in ein Handtuch wickeln und eine Stunde in einem warmen Bett ruhen.

Kristallsalz zur Entgiftung

Sole trinken

Zur Entgiftung und inneren Reinigung trinkt man täglich ein Glas verdünnte Sole eines energetisch wirkungsvollen Salzes. Gleichzeitig muss viel Wasser getrunken werden. Als Mindesttrinkmenge gilt je 25 kg Körpergewicht etwa 1 Liter Flüssigkeit, was aber zum Entgiften nicht ausreicht. Kaffee und grüner oder schwarzer Tee zählen nicht. Milch und Suppe sind Nahrungsmittel und keine Getränke. Nieren-, Herz- und Bluthochdruckkranke sollten nur einmal täglich ein Wasserglas mit nur einem Tropfen Sole trinken.

1 Glas Quellwasser oder natriumarmes Wasser
1 Tropfen gesättigte Salzlösung

Die gesättigte Salzlösung in den ersten Tagen nur tropfenweise dem Quellwasser zufügen und bei Verträglichkeit die Dosis bis zu einem Teelöffel steigern. Wichtig ist nicht so sehr das materielle Kristallsalz, sondern vielmehr die Information im Salz. Möglicherweise erreichen Sie ohnehin mit einem Tropfen mehr als mit einer „echten Sole", nach dem Motto „weniger ist manchmal mehr".

Kristallsalz Einreibung

Die Haut ist unser größtes Organ und an der Entgiftung des Körpers beteiligt. Mit Salz-Anwendungen kann sie darin unterstützt werden.
Salz-Anwendungen unterstützen auch die Selbstheilung vieler Hauterkrankungen, aber auch die gesunde Haut fühlt sich danach weicher und geschmeidiger an. Nur auf verletzter Haut sind Anwendungen mit Salz eine Qual, weil es brennt. Versuchen Sie es mit Salz aus dem Toten Meer.

3 EL Salzpulver, bei Bedarf Salz aus dem Toten Meer
1 flacher Teller

Das Salz auf den Teller streuen und neben die Dusche stellen.
Nach dem Duschen den nassen Körper mit dem Salz kräftig einreiben, dafür die nassen Händen in das Salz im Teller drücken und zuerst die Beine von unten nach oben einreiben. Die Hände erneut in das Salz drücken und die Arme von den Händen zur Schulter einreiben. Zum Schluss den Körperstamm einreiben. Das Salz 5 Minuten auf der Haut lassen und dann abduschen.

Einreibung mit Kristallsalzlösung

Diese Anwendung ist etwas sanfter. Bei sehr empfindlicher Haut kann der Salzlösung noch Wasser zugefügt werden. Besonders gut geeignet ist auch hier das Salz aus dem Toten Meer.

2–3 Bechertassen gesättigte Salzlösung
1 Waschlappen

Nach dem Duschen den Körper mit einem in der Salzlösung getränkten Waschlappen abreiben und nach 5 Minuten abduschen.

Kristallsalz-Öl-Einreibung

40 ml gesättigte Salzlösung
40 ml gutes kalt gepresstes Speiseöl
100 ml Flasche

Beide Zutaten in die Flasche oder ein entsprechendes Glas füllen, verschließen und durch kräftiges Schütteln emulgieren. Vor dem Duschen den ganzen Körper damit einreiben und nach 5–10 Minuten abduschen. Besonders gut geeignet ist auch hier das Salz aus dem Toten Meer.

Salzhemd zur Entgiftung

Die Anwendung hilft auch gegen Erkältungen und bei Schulter-Arm-Schmerzen.

1 Liter warmes Wasser
2–3 Bechertassen gesättigte Salzlösung
1 Baumwollhemd mit langen Armen
Handtücher

Das warme Wasser mit der Salzlösung verrühren, das Hemd eintauchen, auswringen und anziehen. Mit Handtüchern umwickelt in einen gemütlichen Sessel setzen oder ins Bett legen und eine Stunde ruhen. Besonders gut geeignet ist auch hier das Salz aus dem Toten Meer.

Entgiftungsbad

1000 g Kristallsalz

Zunächst nur wenig Wasser in die Badewanne füllen und die Salzbrocken oder grobes Kristallsalz darin auflösen. Die Wanne dann mit Wasser auffüllen und darin baden. Die Temperatur darf nicht zu hoch sein und die Badedauer sollte 20 Minuten nicht überschreiten. Nach dem Baden kurz abduschen, die Haut abtrocknen und eine Stunde ruhen. Zur Entgiftung ist das Trinken von viel kohlesäurefreiem Wasser sehr wichtig. Zur Unterstützung kann ein Brennessel- oder Blutreinigungstee (Apotheke, Reformhaus) getrunken werden.

Salz für die Haut

Heilerde und Salz gegen unreine Haut

Gegen leicht entzündliche Hauterkrankungen, wie beispielsweise Akne, ist der Versuch mit Heilerde und Salz angebracht.

1 TL Heilerde (Apotheke)
2 TL gesättigte Salzlösung

Die Heilerde mit der Salzlösung verrühren und mit einem Spatel oder einem stumpfen Messer auf den kranken Hautstellen verteilen. Nach 15–20 Minuten die getrocknete Paste abreiben und mit lauwarmem Wasser abwaschen.
Die Behandlung kann 2-mal wöchentlich wiederholt werden.

Salzlösung gegen Insektenstiche

1 TL gesättigte Salzlösung

Die Insektenstiche mehrfach mit gesättigter Salzlösung oder mit einem in Salzlösung getränkten Tuch betupfen, abdecken und mit einem locker angelegten Verband fixieren.

Kristallsalzbrocken gegen Insektenstiche

1 kleiner Kristallsalzbrocken

Den Insektenstich anfeuchten und mit dem Kristallsalzbrocken einreiben.

Heilerde mit Salz gegen Insektenstiche

1 gestrichener TL Heilerde
1 TL gesättigte Salzlösung

Die Heilerde mit der Salzlösung vermischen, auf die Einstichstelle auftragen und ein Pflaster darüber kleben. Nach Bedarf nach ein paar Stunden erneuern.

Kristallsalzbrocken gegen Hautpilze

Hautpilze können sehr therapieresistent sein und machen eine Behandlung sehr schwierig. Einige Pilze mögen kein konzentriertes Salz, probieren Sie die Behandlung mit Kristallsalz einige Tage aus.

1 Kristallsalzbrocken

Die Hautstelle mit Wasser befeuchten, mit dem Brocken 2-mal täglich einreiben und trocknen lassen. Wenn die Haut etwas entzündet ist, wird es zunächst brennen. Brennt es zu stark, beginnen Sie die Behandlung mit Kristallsalzlösung. Verwenden Sie bei Fußpilz vorzugsweise weiße Baumwollsocken, denn diese können Sie in der Waschmaschine bei 95 °C waschen, was die Neubildung von Pilzen hemmt.

Salzlösung gegen Hautpilze

1 EL gesättigte Salzlösung
1–2 EL Leitungswasser

Die betroffenen Hautstellen mit Hilfe eines Pinsels zweimal täglich mit der Salzlösung einreiben und trocknen lassen. Je konzentrierter die Lösung ist, desto wirkungsvoller wird die Anwendung sein.

Fußbad gegen Hautpilze

Vor allem wenn der Pilz großflächig ist und zwischen den Zehen sitzt, ist ein Fußbad sinnvoll.

1 Teil gesättigte Salzlösung
2 Teile Leitungswasser

Die Menge richtet sich nach der Größe Ihrer Füße und nach der Schüsselgröße. Ein Teil kann also eine Bechertasse sein und zwei Teile entsprechend zwei Bechertassen.
Der betroffene Fuß wird für 10 Minuten in warmes Salzwasser gestellt, danach an der Luft getrocknet und mit einem Tuch nochmals nachgetrocknet. Diese Behandlung sollte 2-mal täglich erfolgen.

Salz gegen Neurodermitis

Baden in Kristallsalz oder Salz aus dem Toten Meer allein heilt keine Neurodermitis aus, trägt aber zur Verbesserung der Haut bei. Offene Hautstellen brennen allerdings so stark, dass die Kristallsalzmenge deutlich reduziert werden muss, oder gar Baden im Kristallsalz nicht möglich ist. Das Salz aus dem Toten Meer ist besser verträglich.

500–1000 g Salz

Zunächst nur wenig Wasser in die Badewanne füllen und das Salz darin auflösen. Die Wanne dann mit Wasser auffüllen und darin baden. Die Temperatur darf nicht zu hoch sein und die Badedauer sollte 20 Minuten nicht überschreiten. Nach dem Bad kurz abduschen, die Haut abtrocknen und eine Stunde ruhen.

Baden in Folie mit Salz

Das Baden in einem Kilo Natursalz ist eine teure Angelegenheit und belastet die Umwelt, denn das Salz muss dem Wasser in den Klärwerken entzogen werden. Mit etwas Geschick und einer Plastikfolie lässt sich der Verbrauch reduzieren, ohne dass der Salzgehalt des Badewassers geringer ist. Der Aufwand ist relativ groß, aber er lohnt sich.

Etwa 1 Liter gesättigte Salzlösung
etwa 4 Liter warmes Wasser
1 dünne Baufolie, 4 x 5 m groß (Baumarkt)
Kreppband

Mit der Folie die Badewanne auslegen, etwas Spielraum lassen und rundherum mit einem Kreppband festkleben. Dabei den Duschkopf unter die Folie legen. Die Wanne dann über den Duschkopf füllen, so dass das Wasser unter der Folie bleibt. Wenn die richtige Temperatur gemischt ist, das Kristallsalzwasser in die Folie gießen und vorsichtig in die Wanne steigen. Das Wasser kommt so überall hin und die Temperatur wird durch das Badewasser unter der Folie eine Weile gehalten. Die Größe der Folie reicht für 2 Anwendungen.

Kristallsalz gegen Schuppenflechte

Kristallsalz oder Salz aus dem Totem Meer allein, heilen leider keine Schuppenflechte, können aber zur Verbesserung der Haut beitragen.

1 Teil gesättigte Salzlösung
1 Teil Wasser

Die betroffenen Stellen mit der Mischung einmal täglich betupfen, trocknen lassen und nach 30 Minuten abspülen. Bei guter Verträglichkeit kann die gesättigte Salzlösung auch pur aufgetragen werden.

Salz für Gelenke und Muskeln

Kältekissen bei Sportverletzungen

Akute traumatische Verletzungen ohne offene Wunden, müssen zuerst gekühlt werden. Dafür sollte immer etwas Passendes in der Kühltruhe liegen. Salz speichert Kälte nicht sehr lange, trotzdem empfehle ich die Anwendung.

2 Bechertassen Salz
Baumwoll- oder Seidenstoff, etwa 50 x 50 cm groß
1 Bindfaden
1 Plastikbeutel

Das Salz in die Mitte des Tuchs gießen, die Ecken hochnehmen, in einer Hand halten und mit der anderen Hand so umgreifen, dass ein kleiner Sack entsteht. Dieser wird dann mit dem Bindfaden verschnürt. Den Kristallsalzsack verpackt in einen Kunststoffbeutel in die Kühltruhe legen und bei Bedarf anwenden.

Wärmekissen für Muskeln und Gelenke

Die meisten Gelenk- oder Muskelerkrankungen, die nicht mehr akut sind, heilen besser durch Wärme. Neben Bädern, wärmenden Packungen und Salben eignen sich auch Wärmekissen aus Kristallsalz.

Die Größe richtet sich nach der Größe der Stelle, die Sie wärmen möchten. Ideal sind Wärmekissen mit mehreren Kammern, ähnlich einem modernen Federbett. So rutscht nicht das ganze Kristallsalz in eine Ecke.

Grob gemahlenes Kristallsalz
Baumwoll- oder Seidenstoff

Aus einem Naturstoff – es kann auch Hanf oder Leinen sein – ein Kissen nähen, das mit Salz gefüllt wird. Dieses Kissen dann im Backofen auf 60–70 °C erwärmen und auf die erkrankte Stelle legen.

Baden in Meersalz

Das Meersalz regt die Durchblutung an und lindert dadurch Entzündungen. Die Wärme hilft gegen Schmerzen, zumindest bei den meisten Menschen. Im akuten Rheumaschub oder bei einer entzündlichen Phase (z. B. bei Arthritis) kann das Baden im Salz die Schmerzen verstärken. In diesem Fall die Salzmenge deutlich reduzieren.

1000 g Salz oder Salz aus dem Toten Meer

Zunächst nur wenig Wasser in die Badewanne füllen und das Salz darin auflösen. Die Wanne dann mit Wasser auffüllen und darin baden. Die Temperatur darf nicht zu hoch sein und die Badedauer sollte 20 Minuten nicht überschreiten. Nach dem Bad die Haut trocken tupfen und eine Stunde ruhen.

Rheumabad in Folie mit Meersalz

Etwa 4 Liter gesättigte Salzlösung
etwa 4 Liter warmes Wasser
1 dünne Baufolie 4 x 5 m groß (Baumarkt)
Kreppband

Mit der Folie die Badewanne auslegen, etwas Spielraum lassen und rundherum mit einem Kreppband festkleben. Dabei den Duschkopf unter die Folie legen. Die Wanne dann über den Duschkopf füllen, so dass das Wasser unter der Folie bleibt. Wenn die richtige Temperatur gemischt ist, das Kristallsalzwasser in die Folie gießen und vorsichtig in die Wanne steigen. Das Wasser kommt so überall hin und die Temperatur wird durch das Badewasser unter der Folie eine Weile gehalten. Die Größe der Folie reicht für 2 Anwendungen. Auch hier gilt, dass das Salz aus dem Toten Meer möglicherweise am besten geeignet ist.

Rheumabad mit ätherischen Ölen

Dieses Bad dürfen Menschen mit Bluthochdruck nicht anwenden, denn Rosmarin und Thymian lassen den Blutdruck noch mehr steigen.

1000 g Salz oder Salz aus dem Toten Meer
20 Tropfen ätherisches Rosmarinöl
5 Tropfen ätherisches Thymianöl
5–10 Tropfen ätherisches Weihrauchöl

Zunächst nur wenig Wasser in die Badewanne füllen und das Salz darin auflösen. Die Wanne dann mit Wasser auffüllen, die ätherischen Öle zufügen und darin baden. Die Temperatur darf nicht zu hoch sein und die Badedauer sollte 20 Minuten nicht überschreiten. Nach dem Bad eventuell kurz abduschen, die Haut abtrocknen und eine Stunde ruhen.

Fußbad

Fußbäder helfen gegen schmerzende Füße infolge von Überanstrengung, Kälte oder Großzehengrundgelenksarthrose. Das Salz des Toten Meeres könnte hier am besten geeignet sein.

2 Liter Wasser
1 Liter gesättigte Salzlösung

Die genaue Menge richtet sich nach der Größe der Schüssel und der Fußgröße. Die Füße werden für 10 Minuten in das warme Salzwasser gestellt, abgetupft und für eine Stunde in eine warme Decke eingewickelt.
Dieses Fußbad eignet sich auch gut, um anschließend eine Fußreflexzonenmassage oder Fußpflege durchzuführen.

Salzsocken

Sie helfen bei kalten oder schmerzenden Füßen.

Baumwollsocken
Kunststoffbeutel in Fußgröße
Wollstrümpfe
1/4 Tasse warmes Wasser
1/4 Tasse gesättigte Salzlösung

Die Baumwollsocken in eine Mischung aus warmem Wasser und gesättigter Salzlösung tauchen und, wenn sie vollständig nass sind, auswringen. Diese feuchten Strümpfe anziehen, die Tüten darüber streifen, warme Wollsocken darüber ziehen und etwa eine Stunde einwirken lassen. Danach die Füße abwaschen und trocknen.

Fußbad für das Großzehengrundgelenk

Arthrose fängt bei den meisten Menschen im Großzehengrundgelenk an. Das Gelenk sollte nach dem Erwärmen im Fußbad mit den eigenen Händen vorsichtig bewegt werden.

Etwa 2 Liter gesättigte Salzlösung

Die genaue Menge richtet sich nach der Größe der Schüssel und der Fußgröße. Die Füße werden für 10 Minuten in das zuvor erwärmte Salzwasser gestellt, für kurze Zeit vorsichtig massiert und bewegt und anschließend warm gehalten. Die Behandlung kann täglich erfolgen. Wenn die Füße vorher in Seifenwasser gewaschen werden, kann die Salzlösung mehrere Tage verwendet werden. Da bei jeder Anwendung Wasser verdunstet, muss täglich etwas Wasser nachgefüllt werden. Verwenden Sie für dieses Fußbad eventuell das Salz aus dem Toten Meer.

Salzwickel für kranke Gelenke

Füße und Hände lassen sich in eine Schüssel Wasser tauchen, andere Gelenke nicht. Dafür eignet sich folgendes Rezept (bitte umblättern):

1 kleine Tasse gesättigte Salzlösung
1 oder mehrere Papiertaschentücher, Größe nach Bedarf
1 Stück Küchenfolie, Größe nach Bedarf
1 Bandage oder Verband

Die Taschentücher in die Salzlösung eintauchen, leicht ausdrücken und um das erkrankte Gelenk legen. Die Folie etwas größer abmessen und um das Gelenk wickeln. Mit einer Bandage oder einem Verband das Ganze fixieren. Bei unempfindlicher Haut kann der Verband einige Stunden, auch über Nacht, dort bleiben. Am besten wird Salz aus dem Toten Meer vertragen.

Salz-Heilerde-Packung

3 EL Heilerde
6 EL gesättigte Salzlösung
Küchenfolie
1 Bandage oder Verband

Aus Heilerde und Salzlösung eine Paste rühren, mit einem stumpfen Messer oder Spachtel auf das Gelenk oder die Muskelpartie verstreichen, mit der Folie abdecken und mit einem Verband fixieren. Diese Packung kann bei unempfindlicher Haut über Nacht dort bleiben.

Beinwellcreme-Salz-Einreibung

Die Kombination aus Beinwell und Salz aus dem Toten Meer eignet sich sehr gut gegen chronische Gelenkbeschwerden. Eine regelmäßige Anwendung lindert.
Beinwellcreme gibt es von mehreren Firmen. Das Traumaplant (Klosterfrau) hat einen sehr hohen Beinwellanteil.

½ TL Beinwell-Salbe (Apotheke)
1 Msp gemahlenes Salz

Das Salz eventuell mit einem Mörser fein reiben, mit der Salbe verrühren und an der erkrankten Stelle in die Haut einmassieren.

Salz-Beinwell-Packung

3 EL Beinwellwurzelpulver
3 EL gesättigte Lösung von Salz aus dem Toten Meer
Küchenfolie
1 Bandage oder Verband

Aus Beinwellwurzelpulver und Salzlösung eine Paste rühren, mit einem stumpfen Messer oder Spachtel auf das Gelenk oder die Muskelpartie verstreichen, mit der Folie abdecken und mit einem Verband fixieren. Diese Packung kann bei unempfindlicher Haut über Nacht dort bleiben.

Salz-Arnikablütenwickel

Vor allem bei akuten traumatischen Verletzungen ist Arnika sehr hilfreich.

2 EL Arnikablüten (Apotheke)
1 Bechertasse gesättigte Salzlösung
1 oder mehrere Papiertaschentücher, Größe nach Bedarf
1 Stück Küchenfolie, Größe nach Bedarf
1 Bandage oder Verband

Die Arnikablüten mit kochender Salzlösung übergießen, nach 10 Minuten durch ein Sieb gießen, die Taschentücher in die Arnika-Salzlösung eintauchen, leicht ausdrücken und um das erkrankte Gelenk legen. Die Folie etwas größer abmessen und um das Gelenk wickeln. Mit einer Bandage oder einem Verband das Ganze fixieren.
Da bei akuten traumatischen Verletzungen Kälte wichtig ist, sollten Sie vor der Verwendung die Arnika-Salzlösung in eine Schüssel gießen und diese in kaltes Wasser zum Abkühlen stellen.

Salz-Arnikawickel

Vor allem bei akuten traumatischen Verletzungen ist Arnika und Kälte sehr hilfreich.

1 Bechertasse gesättigte Salzlösung
1 Eiswürfel
10 Globuli Arnika D6 oder D12
1 oder mehrere Papiertaschentücher, Größe nach Bedarf

Die Globuli in der Salzlösung auflösen, mit einem Kunststofflöffel mehrfach kräftig rühren, den Eiswürfel dazugeben, die Taschentücher darin eintauchen, leicht ausdrücken und um das erkrankte Gelenk legen. Sobald die Stelle warm wird, ein neues Tuch befeuchten und darauf legen.

Salz-Johanniskrautauflagen

Johanniskrautblüten lindern Muskelschmerzen, vor allem, wenn sie im Schulter-Nackenbereich auftreten.

3 EL Johanniskrautblüten (Apotheke)
2 Bechertassen gesättigte Salzlösung
1 Gästehandtuch
2 größere Handtücher
1 Wolldecke
1 Wärmekissen aus Salz, Kirschkernen oder Getreide

Die Johanniskrautblüten mit kochender Salzlösung übergießen, nach 10 Minuten durch ein Sieb gießen, das Gästehandtuch darin eintauchen, auswringen und auf die kranke Stelle legen. Die größeren Handtücher darüber schichten und das Wärmekissen, das zuvor im Backofen erwärmt wurde, darauf legen. Mit einer Wolldecke abdecken und solange liegen lassen, bis die Stelle erkaltet ist. Wahrscheinlich ist das Salz des Toten Meeres am besten geeignet.

Salz-Massageöl

1 Eierbecher Jojobaöl
1/4 TL Salzpulver

Das Öl im Wasserbad erwärmen, das Salz darin auflösen und zur Massage verwenden. Das Auflösen dauert sehr lange.

Salz-Massageemulsion

2 Eierbecher Jojobaöl
1 TL gesättigte Salzlösung

Die Salzlösung und das Öl in ein sauberes Glas mit Deckel füllen und in einem Wasserbad anwärmen. Kurz vor dem Gebrauch kräftig zu einer Emulsion schütteln. Ein warmes Massageöl ist angenehmer auf der Haut.

Kristallsalz gegen Muskelverspannungen

Durch langes Arbeiten am Schreibtisch oder Computer kann es leicht zu Verspannungen im Nackenbereich kommen. Klemmen Sie sich einfach rechts und links je einen Halit oder Brocken aus Kristallsalz unter die Kleidung. Das Salz muss Hautkontakt haben. Sind schon Schmerzen da, müssen die Steine auf diese Stelle gelegt werden. Falls es so nicht hält, lässt sich das Salz mit etwas Leukosilk oder dergleichen ankleben.
Werden die Schmerzen durch das Salz verstärkt, die Brocken wieder entfernen. Kommt es zur Verbesserung, können die Brocken beliebig lang an den Stellen bleiben.

> *Tätigkeit ist das Salz des Lebens.*

Salzsäckchen gegen Verspannung

Nähen Sie sich zwei kleine Säckchen oder befüllen Sie zwei Strümpfe mit einem energetisch guten Salz. Klemmen Sie sich beim Arbeiten oder Sitzen beide Säckchen unter die Kleidung in den Nacken.

Salz-Wellness

Salz für die Haut

Salz regt zur Zellregeneration an, hat eine hydroskopische Wirkung, zieht also Wasser an und regt durch einen starken Reiz die Durchblutung und damit den Hautstoffwechsel an. Das Salzpulver ist zum Peeling geeignet. Behandlungen mit Salz bauen Schlacken ab, die äußeren toten Schüppchen werden entfernt und die Haut wird geschmeidiger. Heilerde ist eine ideale Ergänzung. Sie dient als Träger des Salzes bei Packungen und hat selbst viele heilsame Inhaltsstoffe.
Besonders geeignet ist das Kristallsalz und das Salz aus dem Toten Meer.

Salz für die Kopfhaut

Kopfhautpackung

Salz-Ölpackungen helfen bei fettiger Kopfhaut. Bei der Anwendung sollten Sie aber darauf achten, dass die Haarspitzen kein salziges Öl abbekommen. Die Haarspitzen vorher mit reinem Öl behandeln: Einfach mit öligen Händen durch die Haarspitzen streichen.

¼ kleine Tasse Lein- oder Mandelöl
1 TL feines Salz

Das Salz im Öl auflösen und in die Kopfhaut einmassieren. Nach 5 bis 10 Minuten die Haare zweimal mit einem milden Shampoo auswaschen.

Kristallsalz-Einreibung

Diese Behandlung der Kopfhaut ist nur bei kurzen Haaren möglich. Die Haare selbst mögen so viel Salz nicht. Wer also lange Haare hat oder sie lang wachsen lassen möchte, sollte keine Salzbehandlungen am Kopf machen, denn die Haare trocknen zu sehr aus und spalten sich später.

1 EL Salzpulver

Die Haare wie gewohnt waschen, die Fingerspitzen in das Salz tauchen und einen kleinen Teil der Kopfhaut damit einreiben. Den Vorgang solange wiederholen, bis die ganze Kopfhaut mit Salz eingerieben ist, und die Haare dann mit viel Wasser ausspülen.

Salz für das Gesicht

Stein-Massage

Im Kristallsalzbrocken ist die meiste energetische Information.

1 Kristallsalzbrocken

Wählen Sie hierfür einen Kristallsalzbrocken, der eine flache Seite hat. Das Gesicht anfeuchten und mit dem Stein sanft massieren. Nach 2–5 Minuten das Gesicht mit lauwarmem Wasser abspülen.
Das Wasser auf der Haut löst das Salz vom Brocken ab. Die Haut wird nach der Behandlung weich und sanft.
Mit dieser Massage bekommt die Haut bioenergetische Informationen und eine „körperliche" Behandlung.

Kristallsalz-Peeling

Peeling befreit die Haut von der oberen, abgestorbenen Hautschicht und macht sie damit weicher. Es reinigt außerdem bis in die Poren und hilft gegen Hautunreinheiten.

1 TL Kristallsalzpulver
oder
1 TL Salz aus dem Toten Meer

Das Kristallsalzpulver mit den Händen im Gesicht verteilen und vorsichtig einmassieren. Das Meersalz vorher in einem Mörser fein zerreiben. Danach das Gesicht, am besten unter der Dusche, mit viel Wasser abspülen.

Kristallsalz-Gesichtskur

Die Behandlung ist milder als mit Kristallsalzpulver, entfernt nicht die obere Hautschicht und ist bei empfindlicher Haut angenehmer. Die Wirkung ist aber ähnlich gut.

2 EL gesättigte Kristallsalzlösung
oder
2 EL Lösung von Salz aus dem Toten Meer
Baumwollwatte

Die Salzlösung mit der Watte im Gesicht verteilen, 3–5 Minuten einwirken lassen und mit Wasser, am besten unter der Dusche, abspülen.

Salz-Ringelblume

2 EL Ringelblumenblüten (Apotheke)
1 Bechertasse gesättigte Lösung von Salz aus dem Toten Meer
1 Waschlappen

Die Ringelblumenblüten mit kochender Salzlösung übergießen, 5 Minuten ziehen lassen und die Blüten ausfiltern. Den Waschlappen in die Ringelblumen-Salzlösung eintauchen, leicht ausdrücken und für 5–10 Minuten auf das Gesicht legen.

Das Gesicht mit warmem Wasser abwaschen und bei Bedarf eincremen oder mit Nachtkerzenöl einölen.

Öl-Salz-Gesichtspeeling

Die Salzkristalle im Öl schälen bei der Massage die obere, tote Hautschicht ab. Die Haut fühlt sich danach sehr geschmeidig an.
Es erfolgt eine tiefe Reinigung der Poren, das Öl gibt trockener Haut das nötige Fett.

1 EL Mandel- oder Olivenöl
2 Msp Salzpulver
Watte

Öl und Salz verrühren – das Salz wird sich dabei nicht auflösen – und das Gesicht damit leicht massieren.
Nach der Massage das Öl-Salzgemisch mit der Watte abreiben und das Gesicht mit Wasser abspülen.

Salz-Öl-Gesichtmassage

Etwas milder, aber beinahe ebenso gut, ist die Behandlung mit dem aufgelösten Salz.

1 EL gesättigte Kristallsalzlösung
oder
2 EL Lösung von Salz aus dem Toten Meer
1 EL Mandel- oder Olivenöl
1 kleines Glas mit Deckel

Öl und Salz in dem Glas durch kräftiges Schütteln emulgieren und in die Gesichtshaut mit den Fingerspitzen einmassieren.
Nach fünf Minuten das Gesicht mit viel warmem Wasser, am besten unter der Dusche, abspülen.

Gesichtspackung mit Heilerde

2 EL Heilerde (Apotheke)
1 EL gesättigte Salzlösung
oder
2 EL Lösung von Salz aus dem Toten Meer
1 EL Wasser

Die Heilerde mit der Salzlösung und dem Wasser verrühren und mit einem Spatel oder einem stumpfen Messer auf der Gesichtshaut verteilen. Nach 15–20 Minuten die getrocknete Maske abreiben und mit lauwarmem Wasser abwaschen. Die Haut danach bei Bedarf mit einem guten Öl, z. B. Nachtkerzenöl (Apotheke), einreiben.

Salztuch fürs Gesicht

1 Bechertasse gesättigte Salzlösung
oder
2 EL Lösung von Salz aus dem Toten Meer
1 Waschlappen

Die Salzlösung etwas erwärmen, den Waschlappen eintauchen, leicht ausdrücken und für 5–10 Minuten auf das Gesicht legen. Das Gesicht mit warmem Wasser abwaschen und bei Bedarf eincremen oder mit Nachtkerzenöl einölen.

Salztuch mit Heilerde

1 Bechertasse gesättigte Salzlösung
oder
2 EL Lösung von Salz aus dem Toten Meer
2 EL Heilerde
1 Waschlappen

Die Salzlösung etwas erwärmen, die Heilerde einrühren, den Waschlappen eintauchen, leicht ausdrücken und für 5–10 Minuten auf das Gesicht legen. Das Gesicht mit warmem Wasser abwaschen und bei Bedarf eincremen oder mit Nachtkerzenöl einölen.

Salz-Ringelblumenöl

1 Tasse Mandel- oder Olivenöl
2 EL Ringelblumenblüten
1 Marmeladenglas mit Deckel
1 Tasse gesättigte Kristallsalzlösung
oder
1 Tasse Lösung von Salz aus dem Toten Meer
1 größeres Glas mit Deckel (400–500 ml)

Die Ringelblumen mit dem Öl übergießen und 14 Tage in einem Glas an einen warmen Ort stellen.
Mit Hilfe eines Siebes die Blüten ausfiltern und das Öl mit der Kristallsalzlösung in ein weiteres Glas gießen.
Vor jedem Gebrauch das Glas kräftig schütteln und vor dem Duschen das Gesicht damit leicht massieren.

Kristallsalz für die Hände

Stein-Massage

Vor allem im Winter sind die Hände oft trocken und spröde. Dagegen hilft eine tägliche Massage mit einem Kristallsalzbrocken.
Die Haut bekommt eine bioenergetische Information und eine „körperliche" Behandlung.

1 Kristallsalzbrocken

Wählen Sie hierfür einen Kristallsalzbrocken, der eine flache Seite hat. Die Hände anfeuchten und vor allem die Handrücken mit dem Stein sanft massieren. Nach 2–5 Minuten die Hände mit lauwarmem Wasser abspülen.

Kristallsalzlösung

Die Haut der Hände wird nach dieser Behandlung geschmeidiger.

2 EL Lösung von Salz aus dem Toten Meer

Mit der Salzlösung die Hände einreiben, das Salz trocknen lassen und mit warmem Wasser abspülen. Bei Bedarf die Hände anschließend mit Nachtkerzen- oder Olivenöl einreiben.

Kristallsalz-Heilerde-Packungen

4 EL Heilerde (Apotheke)
2 EL gesättigte Kristallsalzlösung
oder
2 EL Lösung von Salz aus dem Toten Meer
2 EL Wasser

Die Heilerde mit der Kristallsalzlösung und dem Wasser verrühren und vor allem auf dem Handrücken verteilen. Nach 5–10 Minuten die getrocknete Maske abreiben und mit lauwarmem Wasser abwaschen. Die Haut danach bei Bedarf mit einem guten Öl, z. B. Nachtkerzenöl (Apotheke), einreiben.

Heilerde-Handbad

Diese Mischung macht die Hände erstaunlich weich. Kleine Risse heilen schneller aus.

2 gestrichene EL Heilerde
10 EL gesättigte Lösung von Salz aus dem Toten Meer
2 Tassen lauwarmes Wasser

Die Heilerde in einem hohen schmalen Gefäß in Wasser einrühren, die Salzlösung zufügen und beide Hände etwa 5 Minuten darin baden. Nach dem Abspülen mit warmem Wasser die Hände abtrocknen.

Kristallsalz und Öl

Trockene und rissige Haut wird weicher und die Risse heilen schneller aus.

1 TL gesättigte Lösung von Salz aus dem Toten Meer
1 TL Olivenöl
1 kleines Glas mit Deckel

Öl und Salz in dem Glas durch kräftiges Schütteln emulgieren und in die Hände damit einreiben. Nach 5 Minuten die Hände mit viel warmem Wasser abspülen.

Kristallsalz zum Wohlfühlen

Kristallsalz-Körperpeeling

Ein Peeling befreit die Haut von der oberen, abgestorbenen Hautschicht und macht sie damit weicher. Da die Haut dabei auch gereinigt wird, ist kein Duschgel notwendig.

¼ Tasse Kristallsalzpulver

Das Kristallsalzpulver mit den Händen am ganzen Körper in die Haut einmassieren und warm abduschen. Die Behandlung kann einmal wöchentlich erfolgen.

Salz-Öl-Körperpeeling

3–4 EL Kristallsalzpulver
3–4 EL Olivenöl

Das Kristallsalz mit dem Öl verrühren und in die Körperhaut einmassieren. Dafür stellen Sie sich am besten in die Dusche. Nach der kurzen Massage den Körper gründlich abduschen, und nur wenn die Haut noch sehr fettig ist, ein mildes Duschgel verwenden.

Körperpflege mit Öl und Salz

Trockene Haut, vor allem durch die trockene Heizungsluft im Winter, wird durch die Behandlung angenehm gefettet.

¼ Tasse gesättigte Lösung von Salz aus dem Toten Meer
¼ Tasse Olivenöl
1 Glas mit Deckel

Öl und Salz in dem Glas durch kräftiges Schütteln emulgieren, den ganzen Körper damit einreiben und dann abduschen.

Salzduschgel

Neutrales Duschgel (z. B. Lavera Neutral oder Logona pur)
1 TL Salzpulver

Zuerst etwas Duschgel und dann etwas Salz in die hohle Hand gießen. Beides mit einem Finger verrühren, den ganzen Körper damit einseifen und abduschen.

Schönheitsbad

500g Kristallsalzgranulat
oder
500g Salz aus dem Toten Meer
1 Eierbecher Mandel- oder Olivenöl
1 Tasse Heilerde
10 Tropfen ätherisches Lavendelöl

Etwas Badewasser in die Wanne einlaufen lassen und das Salz darin auflösen. Die Wanne dann weiter mit Wasser füllen, das Mandelöl, die Heilerde und das ätherische Öl zufügen.
Das Bad ist ein Genuss für Körper, Geist und Seele. Anschließend kurz abduschen und noch eine Weile ruhen.
Natürlich können Sie auch ein anderes ätherisches Öl verwenden, aber Lavendel wirkt besonders entspannend und tut der Haut gut.

Baden zu Zweit

1000g Kristallsalzgranulat
1 Eierbecher Mandel- oder Olivenöl
5–10 Tropfen ätherisches Ylang-Ylang-Öl
5–10 Tropfen ätherisches Sandelholzöl

Etwas Badewasser in die Wanne einlaufen lassen und das Salz darin auflösen. Die Wanne dann weiter mit Wasser füllen, die ätherischen Öle zufügen und darin baden - ein Genuss für die Seele. Die beiden ätherischen Öle wirken aphrodisierend. Sie können die Öle auch gegen Rosenöl oder Ihr gemeinsames Lieblingsöl austauschen.

Schönheitsbad mit Honig

100g Bienenhonig
100g Kristallsalzgranulat

Salz und Honig in warmem Wasser auflösen und dem eingelaufenen Badewasser zufügen. Die Badezeit sollte 20–30 Minuten nicht überschreiten. Nach dem Bad den Körper mit warmem Wasser kurz abduschen und beim Abtrocknen nicht rubbeln. Sie sollten nach diesem Schönheitsbad eine Weile ruhen.

Schönheitsbad mit Milch

Kleopatra badete in Eselsmilch - die gibt es hier leider nicht - versuchen Sie es mit Kuhmilch und Kristallsalz.

1 Liter Kuhmilch aus dem Bioladen
100g Kristallsalzgranulat
oder
100g Salz aus dem Toten Meer

Das Salz in warmem Wasser auflösen und mit der Milch in das Badewasser gießen. Nicht länger als 20–30 Minuten baden. Nach dem Bad den Körper mit warmem Wasser kurz abduschen und beim Abtrocknen nicht rubbeln.

Entspannungsbad mit Sahne

1 großer Becher süße Sahne
100g Kristallsalzgranulat
oder
100g Salz aus dem Toten Meer
20 Tropfen ätherisches Lavendelöl

Das Salz im warmen Wasser auflösen und mit der Sahne und dem ätherischen Öl in das Badewasser gießen.
Die Badezeit sollte 20–30 Minuten nicht überschreiten. Nach dem Bad den Körper mit warmem Wasser kurz abduschen und beim Abtrocknen nicht rubbeln. Lavendel wirkt beruhigend – ein ideales Bad für den Abend.

Morgenbad mit Sahne

1 großer Becher süße Sahne
100g Kristallsalzgranulat
oder
100g Salz aus dem Toten Meer
20 Tropfen ätherisches Rosmarinöl
5 Tropfen Litsea cube(b)a (Naturkosmetik, z. B. von Primavera Life)

Das Salz in warmem Wasser auflösen und mit der Sahne und den ätherischen Ölen in das Badewasser gießen.
Die Badezeit sollte 20–30 Minuten nicht überschreiten. Nach dem Bad den Körper mit warmem Wasser kurz abduschen und beim Abtrocknen nicht rubbeln. Rosmarin wirkt anregend und Litsea regt den Geist an – ein ideales Bad für Morgenmuffel.

Salz-Ölbad

200g Salz
1 Eierbecher Olivenöl

Das Salz im warmen Badewasser auflösen und das Öl zufügen.
Die Badezeit sollte 20–30 Minuten nicht überschreiten.

Schönheit mit Sahne

1 kleiner Becher süße Sahne
3 EL Salz aus dem Toten Meer

Das Salz in die Sahne einrühren, den Körper damit einreiben und nach wenigen Minuten abduschen.

Heilerde-Einreibung

¼ Tasse Salz aus dem Toten Meer
¼ Tasse Heilerde

Beide Zutaten miteinander vermischen und in einen Teller füllen. Den Körper anfeuchten und mit der Mischung einreiben. Dafür die nassen Hände in die Mischung auf dem Teller drücken und zuerst die Beine von unten nach oben einreiben. Die Hände erneut in die Mischung drücken und die Arme von den Händen zur Schulter einreiben. Zum Schluss den Körperstamm einreiben und den ganzen Körper abduschen.

Humor ist das Salz der Erde,
und wer gut durchgesalzen ist,
bleibt lange frisch.

Karel Capek

Gutes Salz – wichtig in der Nahrung

Die Auswahl in der Küche

Einige Salze, die ich am Anfang des Buches beschrieben habe, erscheinen wahrscheinlich auch Ihnen so verlockend, dass Sie sie kennen lernen möchten. Salz wird nicht schlecht – also warum nicht einen Vorrat verschiedener Salze anlegen und diese ganz gezielt verwenden? Ein frisches Brot mit leckerer Butter oder ein paar Tropfen gutem Öl oder Nussmus und dazu ein kostbares Natursalz? Das ist sicher einen Versuch wert. Ich jedenfalls esse es gerne. Wir backen Brot und Brötchen selbst und sind dabei mit Salz sparsam, so dass Salz als Belag köstlich und gesund ist.

Tauschen Sie einfach Ihr Kochsalz in der Küche nach und nach gegen bessere Salze aus. Sofern Sie die Sole anwenden können, beispielsweise beim Kochen, sollten Sie diese auch verwenden, denn die Brocken habe eine höhere energetische Wirkung. Die notwendigen Mengen werden Sie durch Abschmecken selbst erkennen. Das Pulver ist praktischer, um bei Tisch zu salzen oder um beispielsweise Tomaten fürs Brot zu würzen.

Menschen mit Bluthochdruck, Nieren- und Herzerkrankungen müssen salzarm leben, dies gilt natürlich auch für „gesunde“ Salze.

> *Salz ist die beste Würze.*

Kaliummangel durch Salz

Obst und Gemüse, vor allem Kartoffeln, enthalten viel Kalium. Kalium ist für den Körper genauso wichtig wie Natrium. Natrium ist aber ein Gegenspieler von Kalium. Wenn Sie also Kartoffeln in Salzwasser kochen, entzieht Natrium ihnen das Kalium. Dieses landet dann mit dem Kochwasser im Ausguss. Kali-

ummangel kann die Folge sein. Müdigkeit und Herzrhythmusstörungen – um nur 2 Symptome zu nennen – treten auf.
Kochen Sie also salzfrei, wenn Sie das Kochwasser, wie bei Kartoffeln, weggießen. Salzen können Sie die Kartoffeln direkt vor dem Servieren mit einem guten Natursalz.

Versalzene Suppe

Natürlich kann man auch mit gutem Natursalz die Suppe versalzen. Hier helfen ein paar Stücke Kartoffeln, denn sie ziehen das Natrium aus dem Suppenwasser und geben Kalium ab. Die Kartoffeln werden nach dem Kochen aus der Suppe genommen und weggeworfen.

> *Man soll die Suppe nicht versalzen,*
> *wenn man gleich Salz genug hätte.*

> *Die Suppe ist versalzen –*
> *die Köchin/der Koch ist verliebt.*

Salzmühle

Einige Natursalze gibt es nur in relativ grober Form. Zum Mahlen ist dann eine Salzmühle ideal, leider nicht im Sommer, wenn die Luftfeuchtigkeit sehr hoch ist, denn dann verklebt das Salz unten am Mühlwerk.
Bevor es Salzmühlen und Salzstreuer gab, wurde Salz mit den Fingern über das Essen gestreut. Dabei spielt die Feuchtigkeit des Salzes keine Rolle. Bis heute ist das noch die beste Methode, die zumindest in der Familie und mit guten Freunden praktikabel ist.

Salzbrocken reiben

Falls Sie Salzbrocken verwenden möchten, können Sie diese mit einer Muskatreibe zu feinem Salz zerreiben, eine aufwendige Angelegenheit, aber wenn Sie nur wenig Streusalz benötigen, lohnt sich der Aufwand.

Salz trocknen

Hat das gemahlene Salz Luftfeuchtigkeit aufgenommen und ist deshalb zu feucht, können Sie das Wasser mit Reis aus kontrolliert biologischem Anbau entziehen:
Zusammen mit dem Salz geben Sie etwas Reis in ein Glas. Schon nach wenigen Stunden ist das Salz deutlich trockener und kann ausgesiebt werden. Dem Salzstreuer kann für diesen Zweck ebenfalls etwas Reis zugefügt werden.

Ganz feines Salz

Ist Ihnen das Salzpulver zu grob, können Sie es mit einem Mörser fein reiben. Wenn Sie keinen Mörser besitzen, streuen Sie etwas Salzpulver auf ein großes Küchenbrett und überrollen es mehrfach mit einem Nudelholz oder einer außen gesäuberten Flasche.

„Vom Salz kommt der Geschmack.

Sole

Einige Kristallsalzbrocken in ein dekoratives Glas füllen oder einfach im Originalglas belassen und immer wieder mit Wasser auffüllen. Bis die Brocken vollständig aufgelöst sind, haben Sie immer eine gesättigte Kristallsalzlösung.

Kräutersalz

2 gehäufte EL Salz
2 gestrichene EL getrocknete Kräuter

Das Salz wird mit den Kräutern vermischt und entweder im Mörser zerrieben oder in einer kleinen sauberen Kaffeemühle gemahlen.
Die Kräuter können Sie ganz nach Geschmack auswählen. Mit Petersilie, Schnittlauch und Dill können Sie ein Kräutersalz für Quark, Kartoffeln und Salat herstellen und mit Oregano, Thymian und Rosmarin für Tomaten, Zucchini und anderes Gemüse aus dem Mittelmeergebiet.

Knoblauchsalz aus frischen Zehen

3–4 Knoblauchzehen
4 gehäufte EL Salz
1 EL Reis

Die Knoblauchzehen kleinschneiden, mit Salz und Reis vermischen und in ein Glas füllen. Nach 2 Tagen das Knoblauchsalz mit einem groben Sieb von Reis und Zehen befreien.

Knoblauchsalz aus getrockneten Zehen

2 Knoblauchzehen
4 gehäufte EL Salz

Knoblauch in dünne Scheiben schneiden, auf einen Teller legen und diesen auf eine warme Heizung stellen. Wenn die Knoblauchscheiben komplett trocken sind – das lässt sich leicht fühlen –, werden sie zusammen mit dem Salz in einem Mörser zerrieben oder in einer Kaffeemühle gemahlen.

> *Wie man's gesalzen hat,*
> *so muss man's essen.*

Knoblauchsole

3 EL gesättigte Salzlösung
1–2 Knoblauchzehen
1 kleines Glas mit Deckel

Die Knoblauchzehen schälen, kleinschneiden, in das Glas legen und mit der Salzlösung auffüllen. Schon nach ein paar Stunden hat die Sole ein Knoblaucharoma.

Salz-Toffees

Natürlich schmecken die Toffees auch ohne Salz, aber das Salz gibt erst die richtige Würze. Je nach Geschmack kann die Salzmenge reduziert werden.
Sie benötigen einen kleinen Kochtopf ohne Deckel, einen Schneebesen, einen Kochlöffel oder Pfannenheber (möglichst aus Holz), etwa 40 cm Backpapier auf einem kleineren Holzbrett, 2 Messer und 1 trockenes Glas mit Deckel für die fertigen Bonbons.

200 g Agavendicksaft (Bioladen, Reformhaus)
1 gestrichener TL Salz
2 gehäufte EL Cashewmus (Bioladen, Reformhaus)
1 gehäufter TL Weinsteinbackpulver (Bioladen, Reformhaus)
1 EL Mais- oder Kartoffelstärke

Agavendicksaft und Salz im offenen Topf etwa fünf Minuten bei mittlerer Hitze kochen, damit das Wasser verdunsten kann, vom Herd nehmen und diesen ausschalten.
Das Nussmus und das Weinsteinbackpulver mit einem Schneebesen unterrühren.
Die Masse mit einem Pfannenheber oder Kochlöffel aus Holz rühren, bis sie etwas abgekühlt ist. Dann auf ein Backpapier gießen. Die restliche Masse mit einem Kochlöffel oder Pfannenheber aus dem Topf nehmen. Vorsicht, heiß!
Damit die Ränder nicht hart werden, die Toffeepaste mit einem Messer von außen nach innen streichen, bis sie soweit abgekühlt ist, dass sie sich anfassen lässt. Mit dem zweiten Messer das erste Messer gelegentlich von der Masse befreien.
Die Paste vom Papier „pulen", in die Hände nehmen, auseinander ziehen, zusammenfalten, auseinanderziehen, zusammenfalten usw., bis die Masse zäh und lauwarm wird.
Eine „Wurst" ziehen oder rollen und diese, bevor sie ganz kalt ist, mit einer Schere in kleine Stücke schneiden.
Die erkalteten, geschnittenen Stücke in ein Glas geben, etwas Maisstärke zufügen, das Glas verschließen und schütteln, denn die Stärke als Trennmittel muss sich gut verteilen.

Salz-Poppkorn

Poppkornmais (Reformhaus, Bioladen)
Salz

Den Mais in einen Kochtopf mit Deckel bodenbedeckend streuen, auf den Herd stellen und bei aufgelegtem Deckel den Mais puffen lassen. Wenn es leise wird, sind alle Maiskörner gepufft und der Topf muss von der Herdplatte genommen werden. Das Poppkorn je nach Geschmack noch heiß mit leckerem Salz würzen.

Konservierung

Als ich noch ein Kind war, fuhren wir oft nach Norwegen zum Angeln. Wir hatten alle viel Freude daran, konnten aber nicht alle Fische – meistens waren es Dorsche – essen, obwohl es dreimal täglich Fisch gab. Wir hatten ein Holzfass dabei und legten Filetstücke in viel Salz ein. Ein paar Wochen später, wieder zuhause, wurde das Salz abgewaschen und die Filetstücke tiefgefroren. So gab es das ganze Jahr immer wieder Fisch aus dem Urlaub.
Salz ist ein inzwischen weitgehend vergessenes Konservierungsmittel, allerdings nicht ganz vergessen, denn es gibt immer noch Pökel-Salz. Pökeln ist eine Konservierungsmethode, die schon Kolumbus auf seinen Reisen angewandt hat.
Zum Pökeln wird rohes Fleisch in eine Salzlösung eingelegt und es entsteht Pökelfleisch.

> *Was im Salz liegt,*
> *verdirbt nicht.*

Kristallsalz für Tiere

Kristallsalz für Pflanzenfresser

Pflanzenfressende Tiere benötigen, genau wie Menschen, eine kleine Salzmenge. Im Unterschied zu uns spüren sie die für sie richtige Menge und lecken entsprechend an einem angebotenen Salzleckstein, der auf jeder Weide oder in jedem Stall sein muss. Für diesen Zweck sind nur ganz große Steinsalzbrocken – etwa in der Größe einer Salzlampe – sinnvoll.
Um Tiere mit der bioenergetischen Information des Kristallsalzes zu behandeln, werden täglich ein paar Tropfen in die Tränke gegeben – auch hier gilt, weniger ist manchmal mehr.
Auch zur Entgiftung genügen ein paar Tropfen täglich.
Ebenfalls zur Entgiftung, vor allem bei älteren Tieren, ist die Futterzugabe von getrockneten Brennnesseln sinnvoll. Oft genügt es, die Brennnesseln auf der Weide mit einer Sense zu mähen, die meisten Tiere werden die in der Sonne getrockneten Brennnesseln dann gerne fressen.

*Eine alte Geiß
leckt auch gern Salz.*

Sole für Tiere

Fleischfressende Tiere, wie Hunde und Katzen, bekommen ausreichend Salz durch das im Fleisch enthaltene Salz. Zur Entgiftung genügt es deshalb auch, täglich nur einen Tropfen in das Trinkwasser zu geben.
Die bioenergetische Information erreichen Sie auch schon bei einem Tropfen täglich im Trinkwasser.

Noch besser ist es, neben den Futternapf eine Schale mit ein paar Brocken Kristallsalz zu stellen. Die Energie kann sich so übertragen, vor allem auf Trockenfutter, das in der Regel länger im Napf bleibt.

„Schafe wollen ihr Salz und die Bauern Freiheit.

Salz und Salzbestandteile in der Industrie

Streusalz

Immer wieder wird darüber diskutiert, wie schlecht das viele Streusalz für die Umwelt ist. Die Unfallverhütung ist allerdings enorm. Trotzdem sollte man besser Split oder Streugranulate verwenden und Streusalz nur dann einsetzen, wenn es keine andere Möglichkeit gibt.
Unter Streusalz leiden vor allem die Hunde und die Fußböden in den Eingangsbereichen von Geschäften und Häusern.

Glasuren

Salzglasuren sind besonders widerstandsfähig. Während eines hochtemperierten Holzbrandes wird Salz in den Ofen eingebracht und der Ofen wieder verschlossen, um die Sauerstoffzufuhr zu reduzieren. Die Dämpfe, die durch das Kochsalz entstehen, haften als Glasur auf dem Scherben. Es entsteht so eine Glasur, die säurebeständig ist und sogar in der Baukeramik verwendet wird.

Salz, wo man es nicht vermutet

Seit es dem französischen Arzt und Chemiker Nicolas Leblanc (1742–1806) gelang, aus Kochsalz Natriumcarbonat, also Soda, herzustellen, wurde dieses in großer Menge für vielerlei verwendet. So wurde es für Glas, Wasch- und Putzmittel, Farben und vieles mehr gebraucht.
Im Löschschaum der Feuerlöscher ist Salz als „Löscher“ ein wichtiger Bestandteil. Ebenso bei der Oberflächenveredelung durch Galvanisierung. Bei einigen Bohrungen entsteht eine große Hitze; in der Kühlflüssigkeit ist Salz enthalten. Für das Färben von Stoffen und auch für die Seidenmalerei wird Salz angewendet. Auch für das Gerben von Leder wird Salz gebraucht.

Zu guter Letzt

Salz in unserem Haushalt

Früher gab es in unserer Küche nur ein Steinsalz und ein Kräutersalz. Jetzt haben wir die Wahl unter vielen unterschiedlichen Salzen. Aus getrockneten Kräutern und deren Pulver genießen wir unser selbst hergestelltes Kräutersalz und natürlich auch Knoblauchsalz.

Im Badezimmer steht eine Dose mit feinem Kristallsalz und außer einem Kirschkernkissen haben wir nun auch ein Kissen mit Kristallsalzpulver.

Auf unserem Computer und in den meisten Räumen liegen Kristallsalzbrocken.

Ein salziges Leben – könnte man meinen –, aber die Brocken sehen nicht nach Salz aus und in der Küche ist die Salzauswahl und -qualität einfach nur größer und besser geworden.

Ja, man kann sagen, dass gutes Salz jetzt zu unserem Alltag gehört. Trotzdem bin ich der Meinung, dass man nicht alle Probleme damit aus der Welt schaffen kann. Die Computerbenutzung wird deshalb nicht „gesünder" und Handys auch nicht, denn den Stress, den man damit hat, reduziert man nicht mit ein paar Kristallsalzbrocken. Dafür muss man den Computer ausschalten und das Handy zuhause lassen – zumindest in der Freizeit.

Ich schreibe bei jeder Reise – so auch bei unserer Himalayareise – ein Tagebuch und klebe immer getrocknete Pflanzen (die mein Mann trocknet!) und etwas Erde ein. Manchmal, wenn uns das Fernweh packt, blättern wir in diesen Tagebüchern und befühlen die eingeklebte Erde. So werden Erinnerungen wach. Ähnlich ergeht es uns mit den unterschiedlichen Salzen, vor allem, wenn Sie aus einer Gegend kommen, die wir schon bereist haben. Da ist der Geschmack zweitrangig.

Salz in Ihrem Haushalt

Sie haben dieses Buch und sicher auch wunderbare Salze gekauft und werden sie, je nach Ihren Bedürfnissen, anwenden.
Diese kostbaren Salze werden meistens manuell bearbeitet und stammen teilweise aus ganz besonderen und unberührten Gegenden unserer Erde. Dazu kommt, dass man mit dem Kauf keinen Raubbau unterstützt, denn „Salzquellen" versiegen nicht, wie wir erfahren haben.
Vielleicht ergeht es Ihnen ja wie mir, ich habe über jedes Salz nachgelesen und dabei auch vieles über die Länder und die Menschen in der Region gelernt. Manches klang schon fast mythisch und hat mich so begeistert, dass ich die Salze mit einem ganz anderen Bewusstsein verwende. Wahrscheinlich wird es Ihnen auch so ergehen.
Viel Freude also bei Ihren salzigen Erfahrungen und denken Sie daran:

> *Der Mensch kann ohne Gold,*
> *aber nicht ohne Salz leben.*

Adressen im Internet

Internet

www.vks-kalisalz.de/anwendung-industrie-salz.html
www.fette-koeln.de
www.salz-kontor.de

Großhändler für viele exotische Salze mit Informationen dazu:

www.biova.de

Diese Versender bieten die Produkte der Fa. Biova auch für Endverbraucher an:

www.beron-naturkost.de
www.salzwelt.info

Versand vieler zum Teil sehr exotischer Salze:

www.salmundo.com
www.salnatura-salzshop.de

Naturkosmethik:

www.primaveralife.com

Sie haben Interesse an Märchen? Die folgende Adresse hat eine gute Stichwortsuche. Geben Sie hier einmal „Salz“ ein:

www.1000-maerchen.de

Faszinierende Bilder von Salzseen finden Sie unter „Bilder“ zum Thema „Salzsee“ bei:

www.google.de

Vielleicht möchten Sie ein Salzbergwerk erleben:

www.salzzeitreise.de

Apothekergläser mit Schliffstopfen gibt’s in großer Auswahl bei:

www.bottles.de

Informationen über meine Bücher:
www.nora-kircher.de
www.haedecke-verlag.de
www.buchhandel.de
sowie auf den Internetseiten Ihrer Buchhandlung

Danksagung

Ganz vielen Menschen habe ich zu verdanken, dass meine Bücher zustande kommen. Danke an Beate Reitemeyer, Joachim Graff, meinen Verleger, und an meinen Mann Timur B. Kircher. Danke an zwei Personen, die mir durch große und kleine Tipps ganz besonders geholfen haben: Raphael Deckert von der Firma Biova und Andreas Wittmeier, der mir einen kleinen aber entscheidenden Hinweis gab.

> *Man soll an seine Schriften keinen Essig tun.*
> *Man soll Salz hineinstreuen.*
>
> *Charles de Montesquieu*